ウルトラ図解

オールカラー家庭の医学

乳がん

最新の正しい知識で不安を解消

監修 齊藤光江 順天堂大学医学部
乳腺・内分泌外科 教授

法研

はじめに　～乳がんを正しく理解して、主体的な患者になる

現在、日本で1年間に新しく乳がんにかかる人は7万人以上。また、日本女性の11人に1人が、一生のうちに乳がんになるというデータもあるように、乳がんはもはや身近な病気となりました。身近ではありますが、やはり簡単な病気ではありません。でも、世界的にも患者数が多いため、がんのなかでも研究活動が活発で、新しい治療法が次々と開発されている分野のひとつでもあります。

病気になれば、誰でも不安です。しかも、それが〝がん〟と名前のつく病気であれば、いっそう恐怖や絶望感もつのります。そうしたなかでも、「病気を知りたい」「なんとかしたい」と思ってこの本を手にとったあなたは、すでに乳がんという困難を乗り越える最初の一歩を踏み出しているのです。

この本の目的としては、まず、乳がんという病気を正しく理解していただきたいということです。病気に対する恐怖や、将来への不安の大部分は、相手を知らないことが原因です。そこで本書では、わかりやすい図解と平易な本文によって、乳がんという病気、

検査や診断、治療方針の選択、治療の実際、患者さんのＱＯＬ（生活の質）向上のヒントなどについてまとめました。

〝わかりやすさ〟には、患者さんに主体的に病気に取り組んでいただきたいという願いも込めました。前述のように乳がん研究は進んでおり、多くの治療法があります。そのなかからあなたにとってベストな治療を受けるには、患者さん自身が病気を冷静に理解した上で、現在の生活や今後の希望などを考え合わせて、医師と話し合い、治療方針を選ぶ必要があります。イラストや図表は、乳がんの基礎的な理解を助けてくれるものと思います。ぜひ、この本を活用し、あなた自身が主役として治療に取り組んでください。

乳がんは、早期に発見されれば90パーセント以上〝治るがん〟です。完全に治癒しなくとも、病気と共存しながら自分らしく人生を歩んでいる方も大勢います。患者さんやその家族の方が、病気と前向きに取り組む際に、本書が役立つことを願ってやみません。

平成29年2月

順天堂大学医学部　乳腺・内分泌科　教授　齊藤 光江

第1章 女性の大敵、乳がんの見つけ方

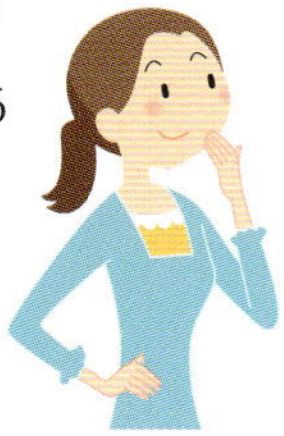

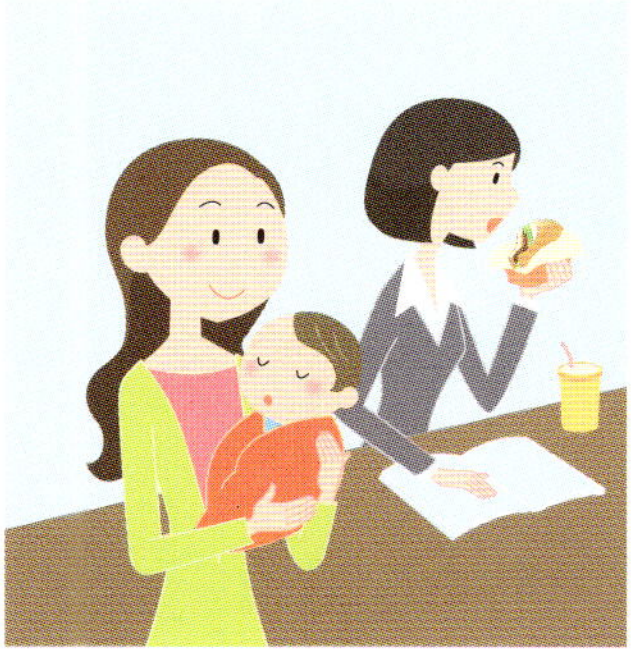

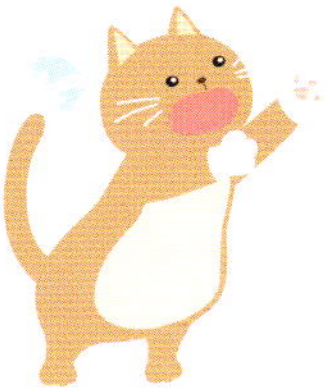

第2章 正しい診断で治療方針を決める

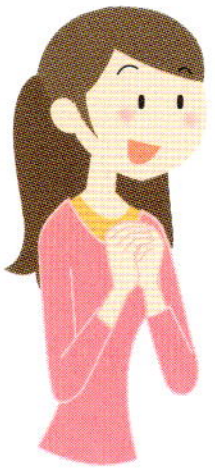

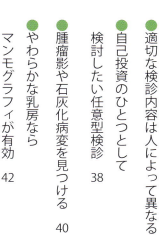

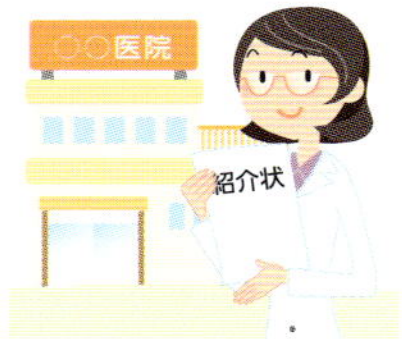

○○医院
紹介状

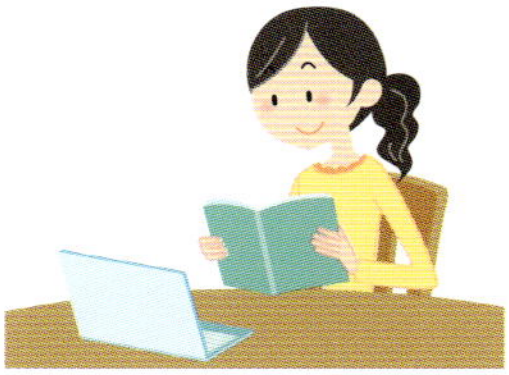

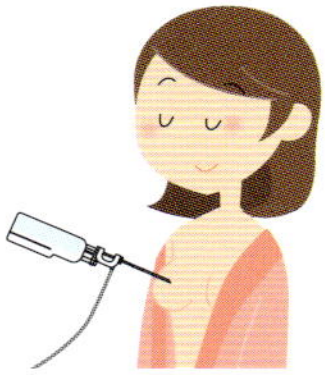

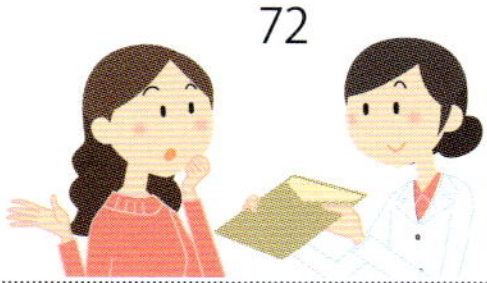

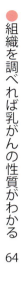

第3章
手術・放射線療法・薬物療法の実際

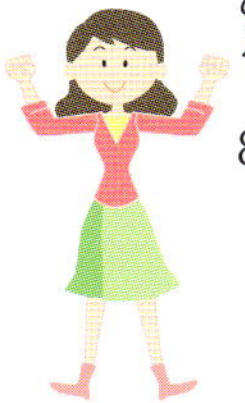

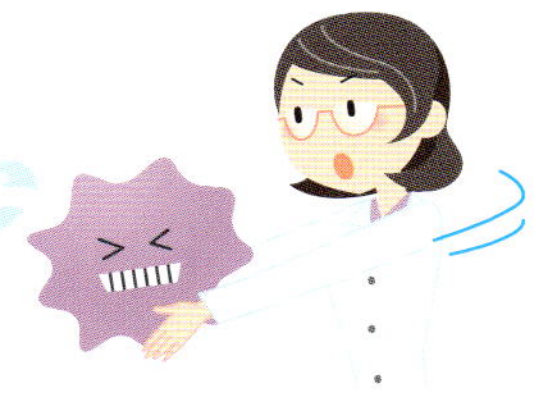

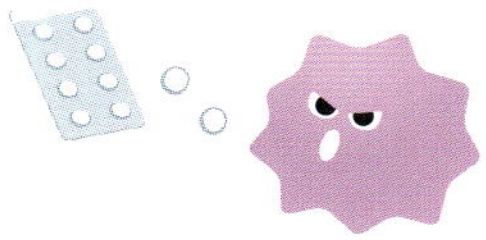

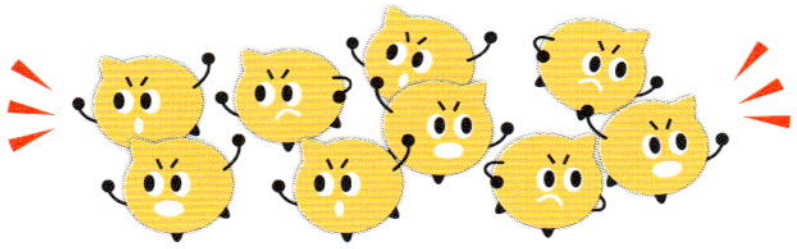

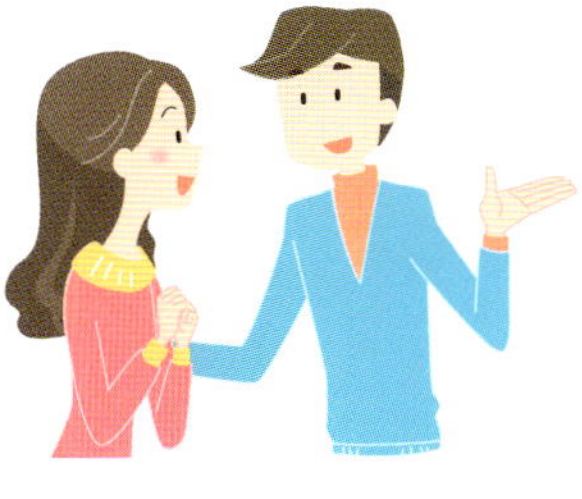

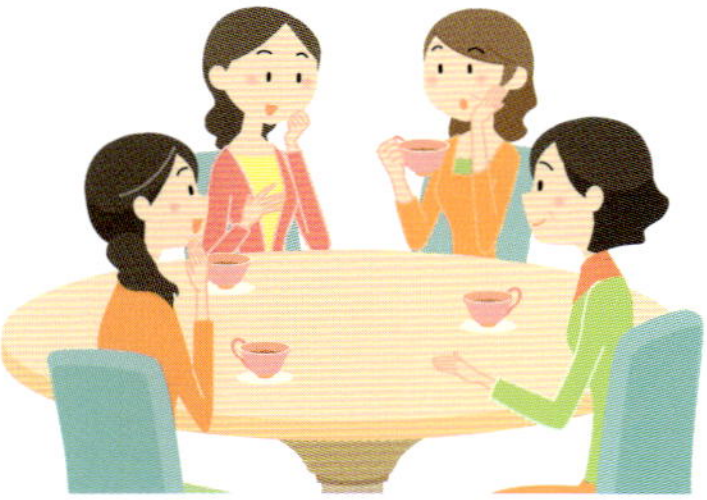

【装丁・本文デザイン】ＨＯＰＢＯＸ
【図解デザイン・イラスト】ＨＯＰＢＯＸ
【編集協力】オフィス２０１

第１章

女性の大敵、乳がんの見つけ方

日本人の２人に１人はがんになるという時代。がんのなかでも、女性にとってもっともリスクが高いのが「乳がん」です。確かな予防策がない乳がんは、できるだけ早く見つけることが完治への近道です。

増加が止まらない乳がん。あなたは大丈夫？

女性の11人に1人は乳がんにかかる

最近、乳がんを身近に感じはじめていませんか？多くの著名人が乳がんにかかったことを公表していますし、身のまわりに、乳がんの患者さんがいるという方も少なくないでしょう。実際、部位別のがんの統計をみてみると、がんと診断される人の数は、女性の場合、乳がんが第1位です。

欧米では減少傾向にある国もありますが、日本の場合、高齢化の影響もあって、乳がんにかぎらず、がんにかかる人そのものが増えています。２０１２年に新たにがんと診断された患者さんは86万人を超えており、そのうち女性が36万人余りを占めています。女性のがんのおよそ5分の1は乳がんで、２０１２年の1年間だけで、7万人を超える女性が乳がんを発症したと推測されています。毎年、新たな患者さんが数万人単位で増えていくのですから、「乳がんを身近に感じる」という印象は、たしかにそのとおりなのだといえます。最新のデータでは、女性の11人に1人は、一生のうち、いつか乳がんにかかるとされています。いまや乳がんは、女性にとって非常に身近な病気だといえるでしょう。

これほど多い乳がんですが、死亡数はがんのなかでいちばん多いというわけではありません。がんの部位別に比較してみると、乳がんによる死亡数は第5位。つまり、かかる人は多いのですが、治る人もまた多いのです。

じつは、乳がんは早期に発見して治療をすれば、ほとんどが完治する「治りやすいがん」でもあります（24頁）。「治りやすい」という特徴をいかすためにも、日頃から自分のおっぱいの健康に関心をもち続けることが重要です。

女性がかかるがんとしては最多

「乳がんを身近に感じる」というのは、たんなる印象ではなく
現実の変化であることを、各種のデータが示している

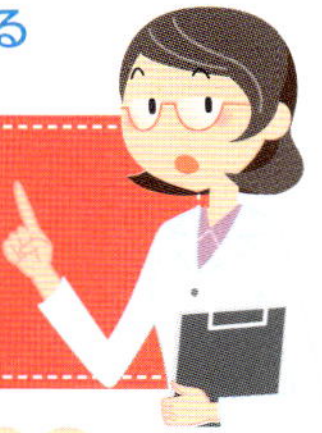

**一生のうち、いつか乳がんに
かかる確率はたかまっている**

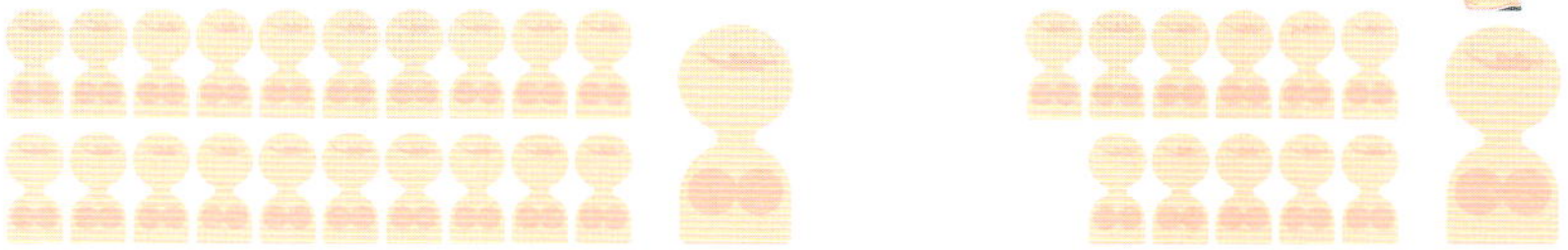

2001年は5%		2012年は9%
20人に1人	→	**11人に1人**

罹患《りかん》数は
↓
**女性のがんの
第1位**

1位	乳房	73,997人
2位	大腸	57,210人
3位	胃	41,153人
4位	肺	36,134人
5位	子宮	25,218人

（全国推計値：2012年　女性）

死亡数は
↓
**女性のがんの
第5位**

1位	大腸	22,308人
2位	肺	20,891人
3位	胃	16,420人
4位	膵臓	15,305人
5位	乳房	13,240人

（2014年　女性）

（がん情報サービス「最新がん統計」による）

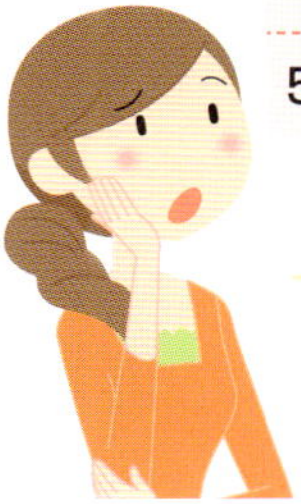

日本では働きざかりの年代がいちばん発症しやすい

一般的に、がんは年齢が高くなるにつれてかかりやすくなる病気です。乳がんもがんの一種ですので、この原則がある程度は当てはまります。ただ、多くの乳がんは、エストロゲンという女性ホルモンの影響を受けて増殖するためか、高齢になればなるほど増えるというわけでもないのです（16頁）。

左の図をみてください。日本人の乳がんの罹患率*は30歳を過ぎたあたりから急激なカーブを描いて上昇し、45～49歳と60代にピークを迎えます。その後多少の増減はありますが、ゆるやかに減少していきます。乳がんが最初に発症しやすい40代後半といえば、ちょうど閉経を迎える人が増えていく時期でもあります。

つまり、月経がある年代では年齢とともに乳がんが急増し、女性ホルモンの分泌が減る閉経後には60代にもう一つのピークがあり、その後は徐々に減っていくというのが日本人の乳がんの年齢分布の特徴です。乳がんは、まさに働きざかりの年代を襲うがんといえます。

一方で、女性の30～60代といえば心身ともに多忙な時期でもあるでしょう。仕事や育児だけでなく、閉経前後になれば親の介護なども加わることも少なくありません。仕事や家庭のことを優先し、自分自身の健康管理がおろそかになりがちですが、もっとも乳がんに気をつけなければならない年代であるという自覚が必要です。

閉経を迎えたらひと安心というわけにもいきません。がんの部位別の割合をみると、高齢になるにつれて胃や腸、膵臓など消化器関連のがんが増えるぶん、乳がんの割合は減っていきます。

しかし、割合が減ったからといって罹患数自体が激減するわけではありません。

いくつになっても油断せず、乳房の状態を確認し続けることが大切です。

用語解説 罹患率　一定期間内にある病気と新たに診断された人が人口のどれくらいを占めているかを表す数字。通常、1年間に人口10万人あたり何人いるかで示す。

30代から急増、40代後半に最初のピーク

30歳を過ぎると乳がんにかかる確率は急激に高まる。閉経を迎える人が増え始める40代後半に発症する人がもっとも多い

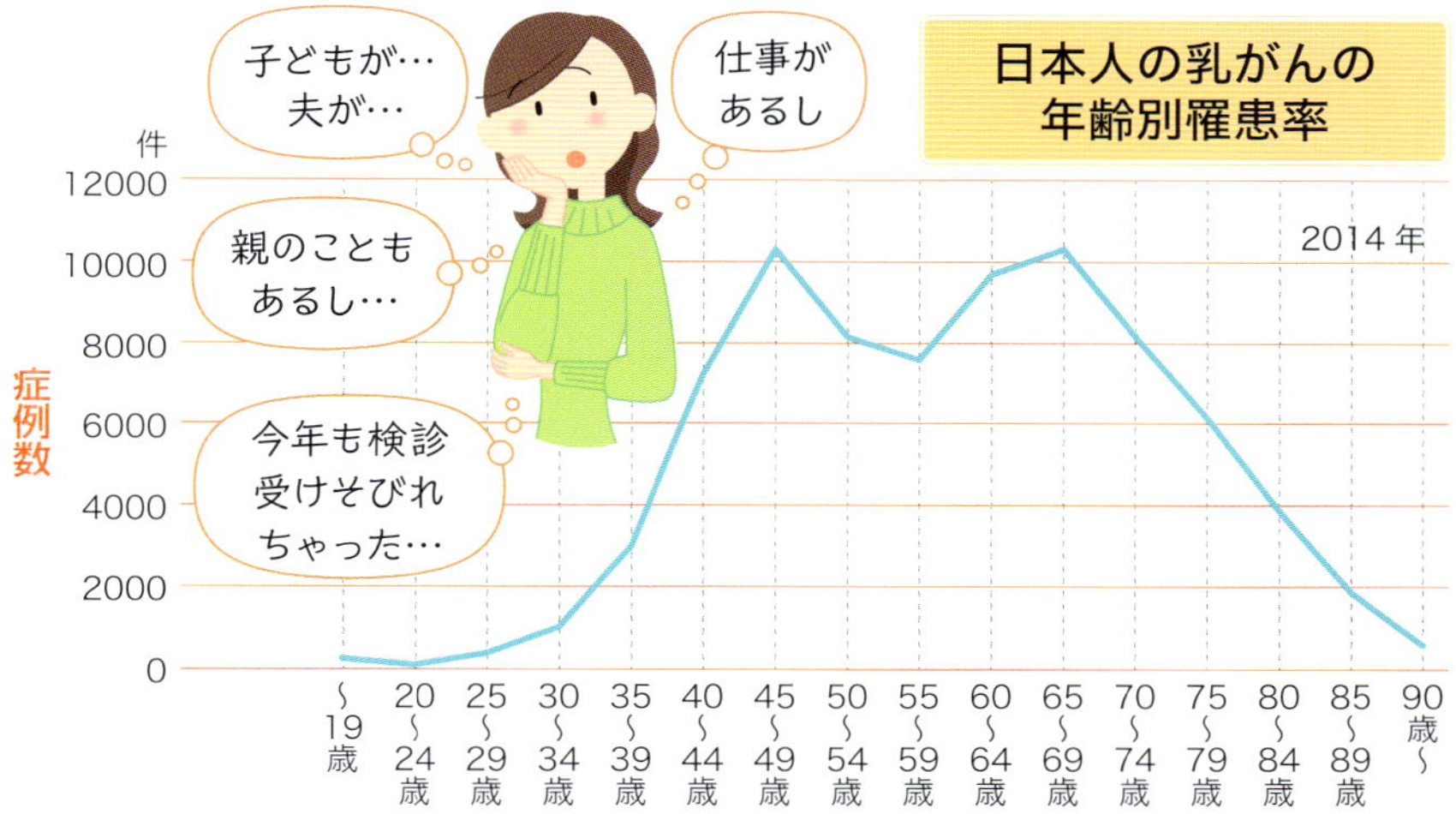

（日本乳癌学会　全国乳がん患者登録調査報告　2014年次症例より）

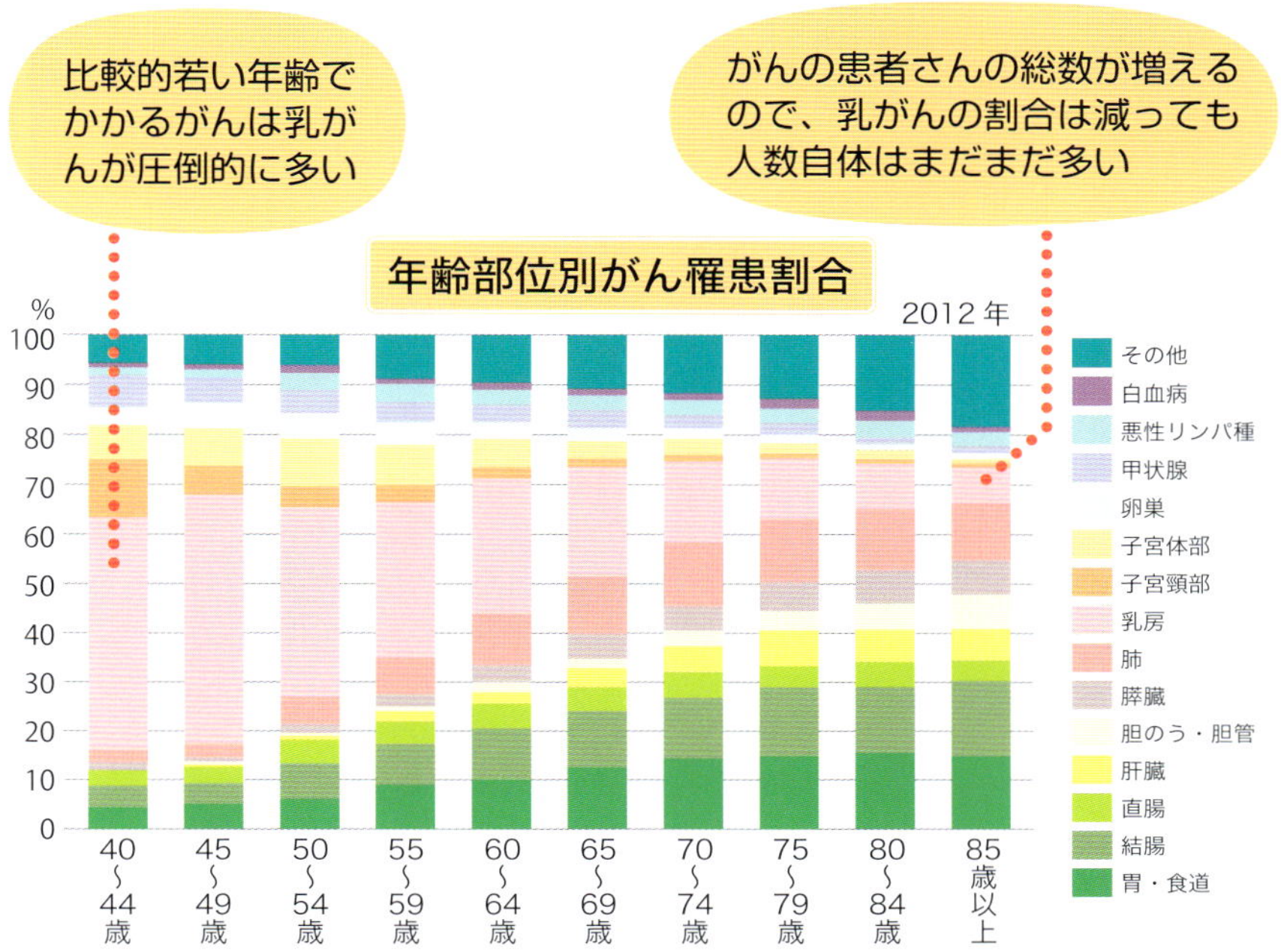

（資料：国立がん研究センターがん対策情報センター）

女性ホルモンとの深いかかわり

がんは、私たちの体をつくる細胞から生じます。正常な細胞には寿命がありますが、突然変異を起こし、際限なく増殖を続けるようになった異常な細胞が「がん」です。増え続けた結果、しこりをつくったり、他の臓器に広がり、その臓器の正常な臓器の機能を奪うという、やっかいな性質があります。

では、なぜ正常な細胞ががん化するのでしょう？

乳がんの場合、その直接的な原因はまだ解明されていません。ただし、乳がんの発生と増殖には、女性ホルモンが深くかかわっていることがわかってきています。

女性ホルモンといわれるのは、脳の下垂体から指令を受けて卵巣から分泌されるホルモンのことで、エストロゲン（卵胞《らんぽう》ホルモン）とプロゲステロン（黄体《おうたい》ホルモン）の2種類を指します。エストロゲンは子宮内膜の増殖、乳腺（20頁）の発達を促します。プロゲステロンは、排卵してから月経までに受精卵が着床すれば妊娠を維持し、着床しなければ子宮内膜をはがして月経を生じさせる働きをします。この2つのホルモンがバランスよく分泌されることで、月経周期や妊娠はコントロールされています。

2つの女性ホルモンのうち、乳がんに大きく影響するのはエストロゲンだといわれています。がん細胞が1つできたからといって、ただちに危険なわけではありません。問題は、発生したがん細胞が分裂をくり返して増殖することです。乳腺の発達にかかわるエストロゲンは、乳腺にできたがん細胞に刺激を与え、増殖を促してしまうのではないかと考えられているのです。

じつは男性の体内でも、閉経後の女性と同様に微量のエストロゲンはつくられており、女性と比べると頻度は低いですが、乳がんになることがあります。*男性の乳がんは遺伝的な要因も大きいと考えられます（78頁）。

用語解説　**男性の乳がん**　全乳がんの1%前後は男性にみられるといわれている。男性の場合、比較的高齢で発症することが多い。治療法は女性の場合と基本的に同様。

女性ホルモンの分泌の流れ

乳がんの発生と増殖には、女性ホルモンの一種であるエストロゲンが深くかかわっていることがわかってきている

1 視床下部から下垂体へ

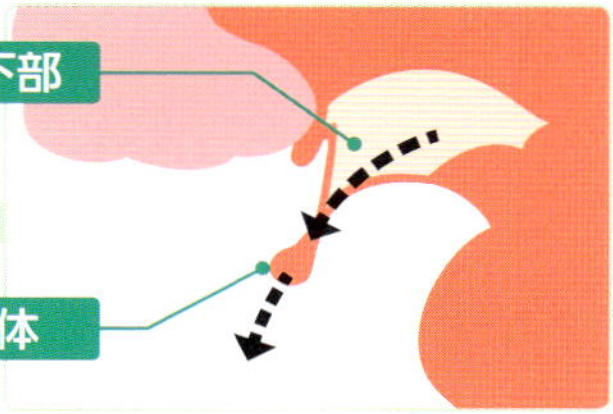

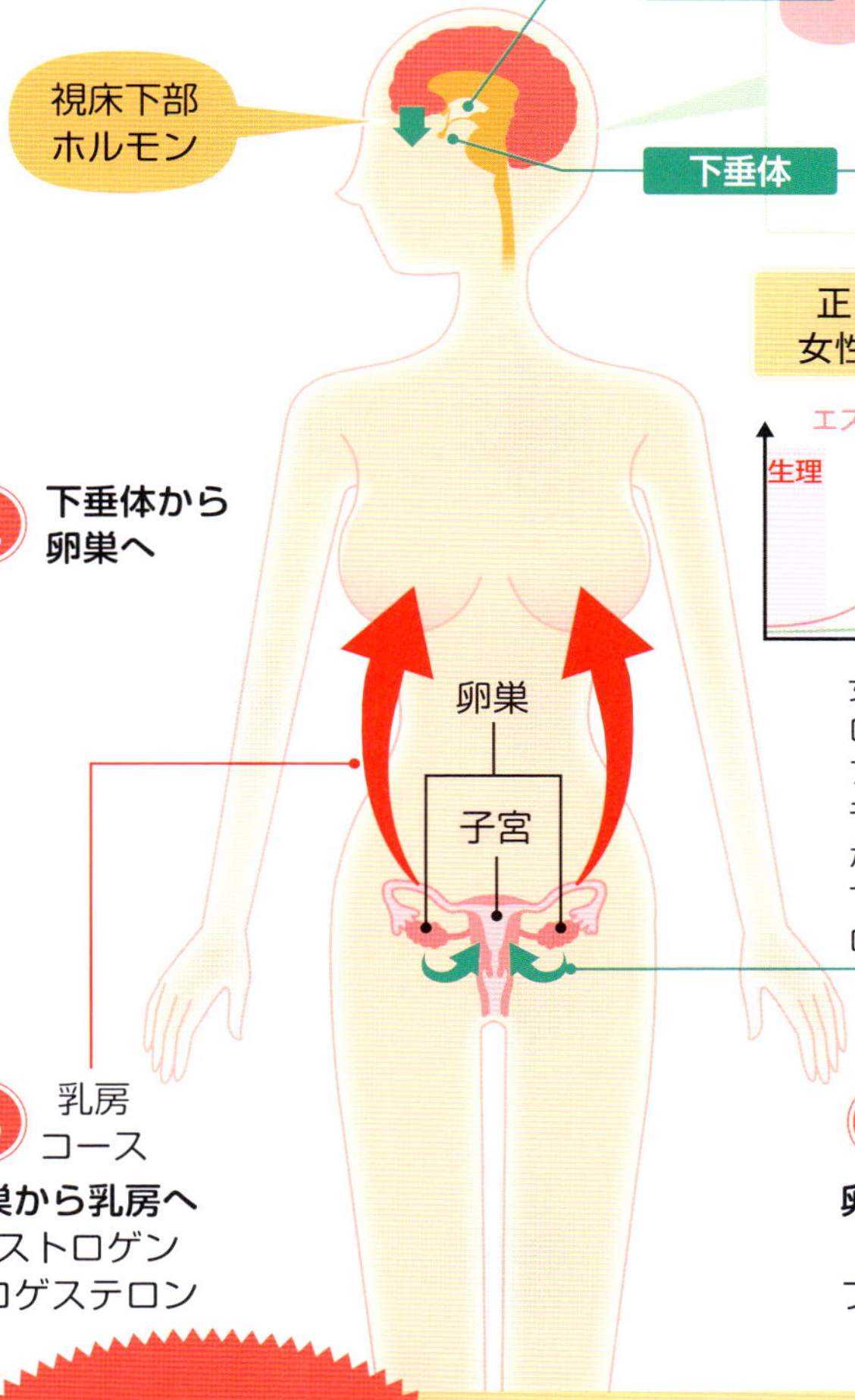

正常な性周期における女性ホルモンの分泌状態

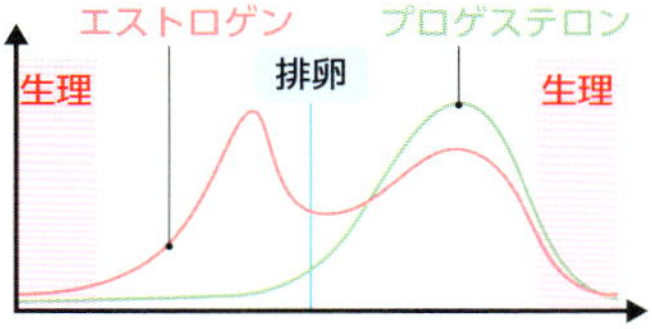

女性ホルモンには、エストロゲン（卵胞ホルモン）とプロゲステロン（黄体ホルモン）があり、この2つのホルモンのバランスによって月経周期や妊娠がコントロールされている

2 下垂体から卵巣へ

3 乳房コース
卵巣から乳房へ
エストロゲン
プロゲステロン

3 子宮コース
卵巣から子宮へ
エストロゲン
プロゲステロン

乳がんに大きく影響するホルモンは
エストロゲン

乳腺の発達や充実に関わるエストロゲンが乳腺にできたがん細胞に刺激を与える

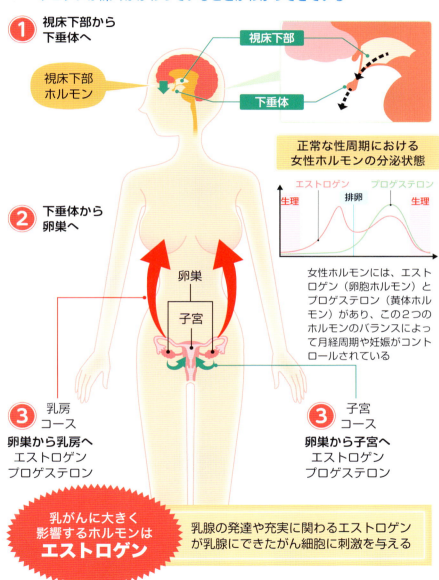

増加の背景にあるライフスタイルの変化

それにしても、なぜ近年、日本人女性に乳がんが増加しているのでしょうか。

もともと乳がんは欧米の女性に多くみられる病気で、現在でもアメリカでは8人に1人が乳がんにかかるとされています。日本では、かつては女性の20～30人に1人くらいといわれていましたが、1970年代以降、生涯累積罹患リスク*は一貫して上昇し続け、いまや欧米に近づいています。この間、日本の女性に起きていた変化のなかに乳がんの発生を増やす要因のいくつかがありそうです。

まず考えられるのは、この数十年の間に進んだ結婚・出産年齢の高齢化と、少子化です。乳がんの増殖に影響するエストロゲンは、妊娠・授乳期には分泌量が減ります。つまり出産回数が多い人ほど、エストロゲンの影響は少なくなるわけです。逆にいえば、晩婚・少子化が進んだ日本では、多くの女性が長い期間、高レベルのエストロゲンにさらされ続けているのです。このことが、乳がんを増やす一因ではないかといわれています。

さらに食生活の変化もあるのではないかと推測されています。伝統的な和食中心の食事が減り、洋食が増えたのはもう数十年前からのことですが、近年目立つのが肉類、とくに動物性脂肪の摂取量の多さです。1970年代以降、摂取エネルギーの総量は減少傾向にありますが、動物性脂肪の摂取量は一向に減りません。動物性脂肪の摂取量と乳がんの関連性について、いまはまだ明確な結論は得られていませんが、最新の研究では閉経後の乳がん発症と関連する可能性も指摘されています。また、飲酒習慣が乳がんの発症リスクを高めることは、ほぼ確実とされ、さらに喫煙も疑われはじめています。

女性の社会進出にともなうさまざまなライフスタイルの変化が、乳がんのリスクを増やしているという一面もありそうです。

用語解説　生涯累積罹患リスク　一生のうち、ある病気にかかる確率。乳がんの場合、日本人女性は9%（2012年のデータに基づく）。

晩婚・少子化で乳がんが増える!?

乳がんは日本人には少ないがんとされていたが、
女性のライフスタイルの変化とともに増加し続けている

かつての日本社会では…

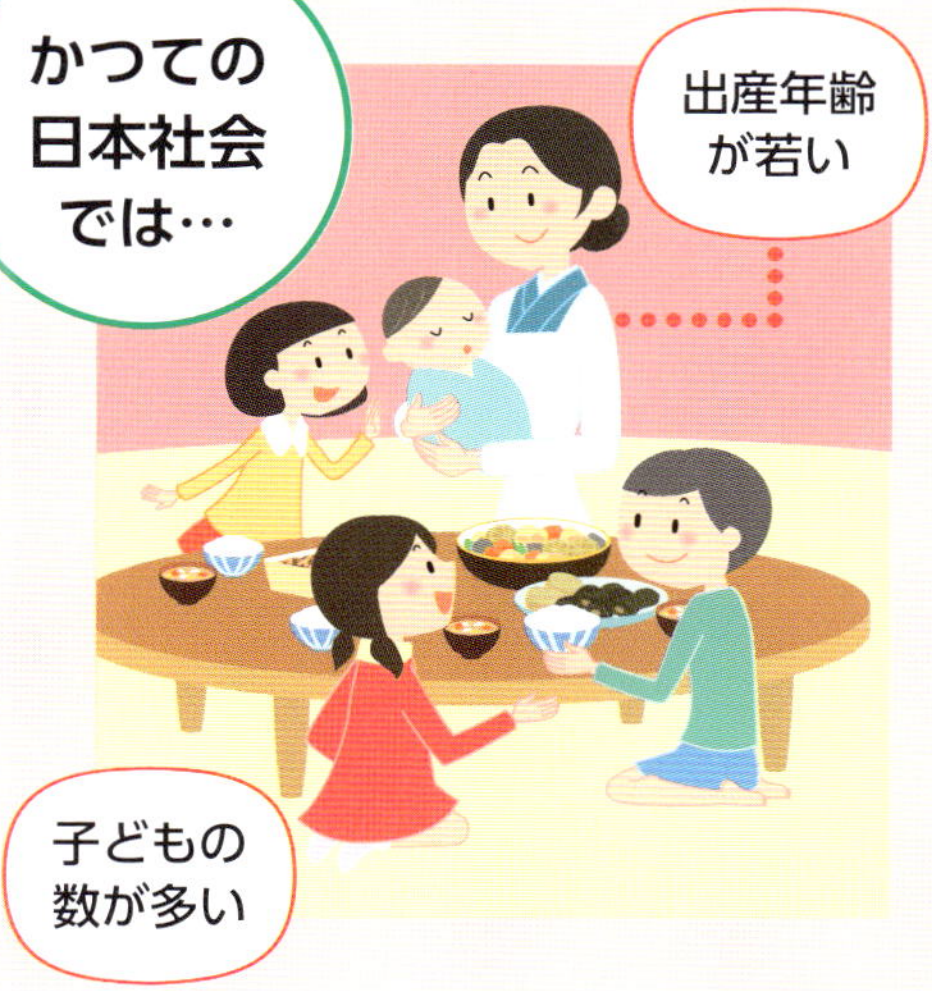
出産年齢が若い
子どもの数が多い

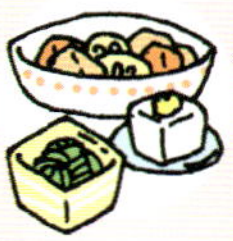

食生活では…
米・豆・豆製品や海藻、根菜などの和食が中心

妊娠、授乳期間は月経がとまる

だから…

乳がんに関係するホルモン（エストロゲン）の影響を受けにくい期間がある

今の日本社会は…

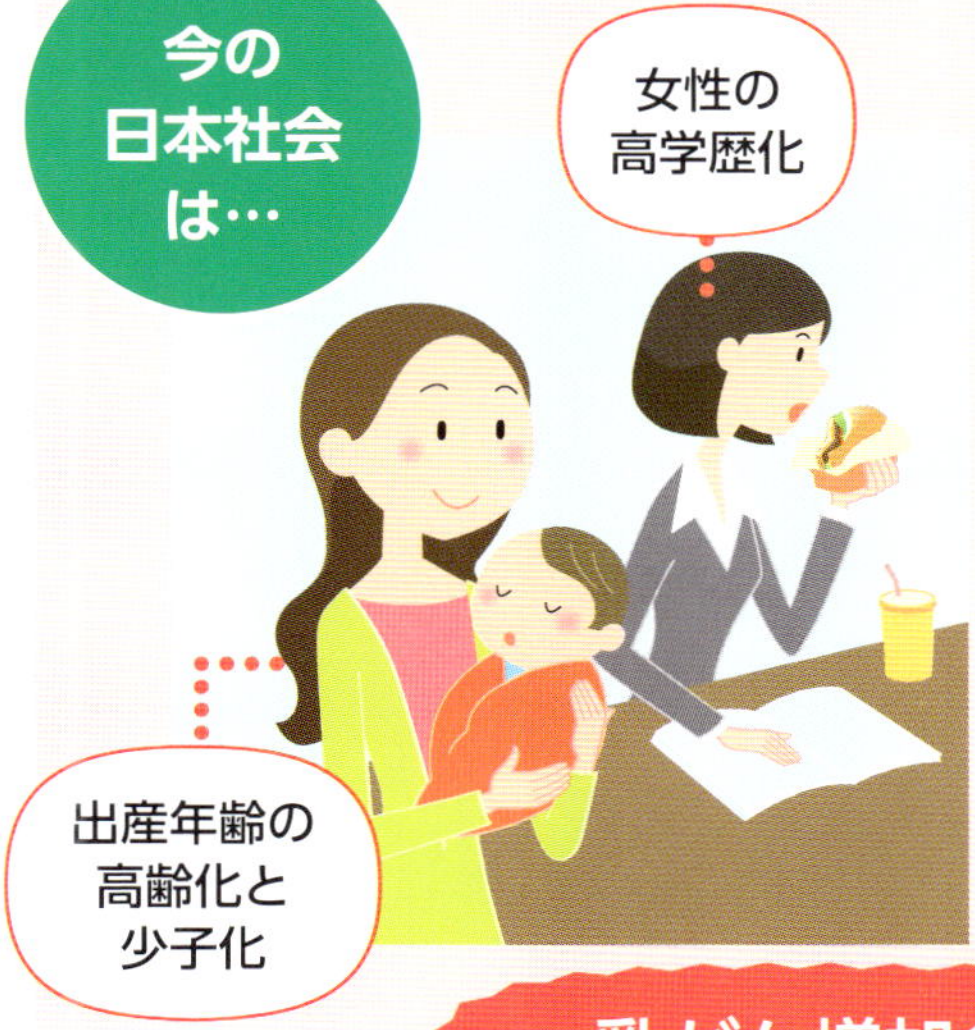
女性の高学歴化
出産年齢の高齢化と少子化

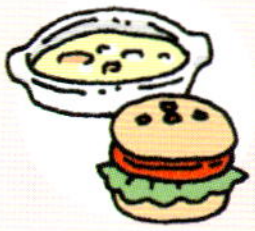

食生活では…
洋食化やファストフードに伴う動物性脂肪摂取量の増加
飲酒習慣

生涯に経験する月経の回数が多い

だから…

エストロゲンの影響を受ける期間が長い

乳がん増加の一因に!?

乳がんとはどんな病気なのか

乳腺にできる悪性腫瘍が乳がん

乳がんは「乳房にできる悪性腫瘍」であることはたしかなのですが、正確にいえば「乳腺にできる悪性腫瘍」です。

乳房には、子どもに与えるための母乳（乳汁）を出すという役割があります。そのため、乳房の内部には小葉《しょうよう》という母乳を分泌するための器官と、母乳の出口となる乳頭と小葉をつなぐ乳管があります。これらをまとめて「乳腺」といいます。乳腺を支えているのは線維組織や脂肪などの「皮下組織」です。乳房は皮下組織と乳腺から成り立っており、その中を血管やリンパ管が走っています。

乳管あるいは小葉の*上皮《じょうひ》細胞が突然分裂を始め、成長が止まらなくなる悪性腫瘍が乳がんです。ほとんどの場合は、乳管に発生する「乳管がん」ですが、小葉にできる「小葉がん」も数パーセントの割合でみられます。

腫瘍がある程度の大きさになると、皮膚の上からさわっても、しこりとして感じられるようになります。乳房の形が変わり、引きつれたように見えることもあります（30頁）。これは、乳管や小葉内でおさまりきれなくなった腫瘍が、周囲の組織に侵入してやわらかい脂肪組織の構造を変えたり、線維組織を引っ張ったりするためです。

乳腺は、乳頭を中心にわきの下まで放射状に広がっていますから、乳房のどこに乳がんが発生してもおかしくありません。ただ、より発生しやすい部位があることはわかっています。左ページのように5つの部位（内側上部、内側下部、外側上部、外側下部、乳輪部）に分けた場合、乳がん全体の半数程度は、外側上部に発生しています。

用語解説　上皮細胞　からだの組織のいちばん外側にある細胞。乳管の上皮細胞は、乳管の内側、乳汁に接する面にある。

乳房の構造とがんができやすい部位

乳房の皮膚の下にあるのは脂肪と、乳頭を中心に放射線状に広がる乳腺。
乳腺にできる悪性腫瘍が乳がんで、乳房のどこにでもできる可能性がある

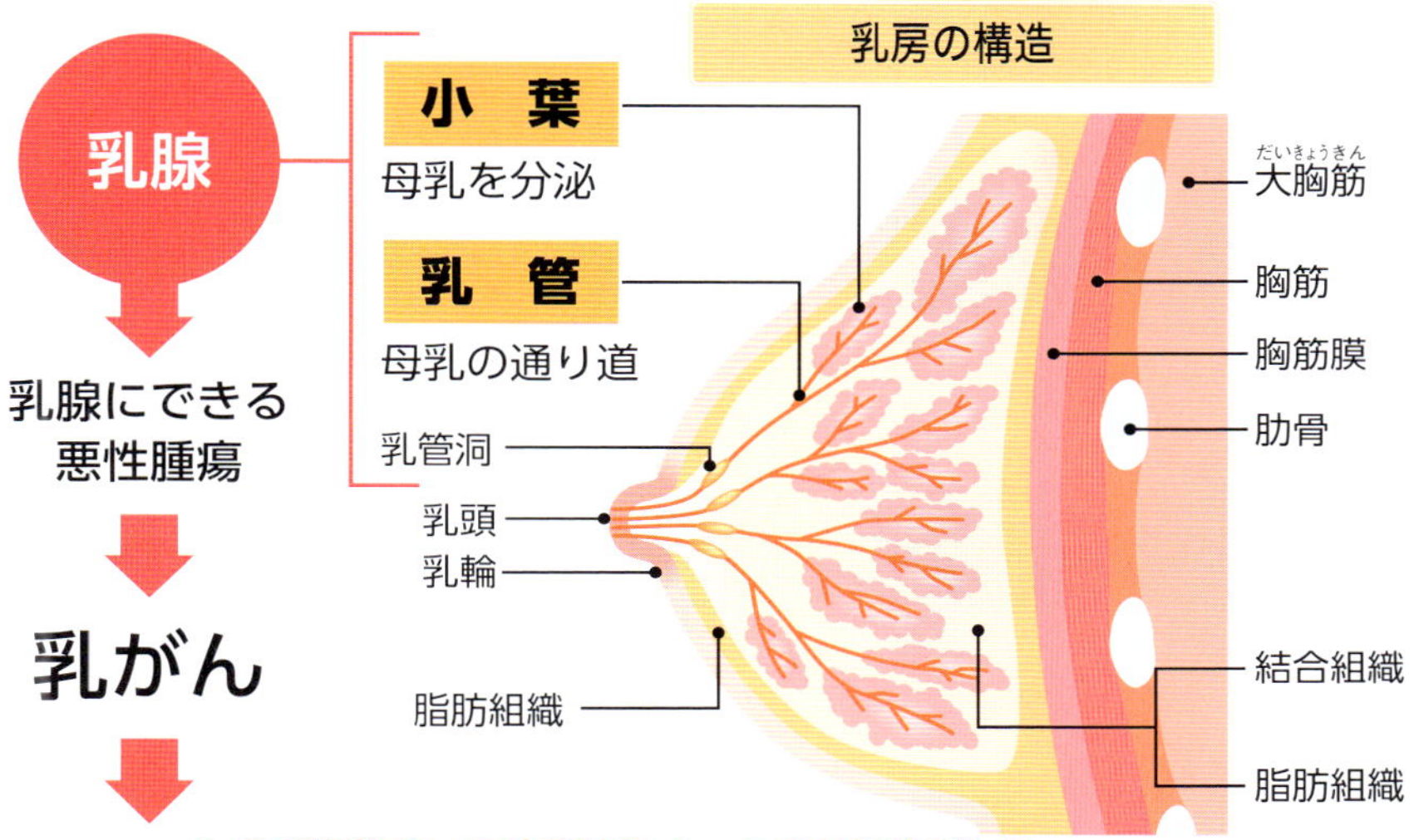

乳がんが発生しやすいのは「外側上部」

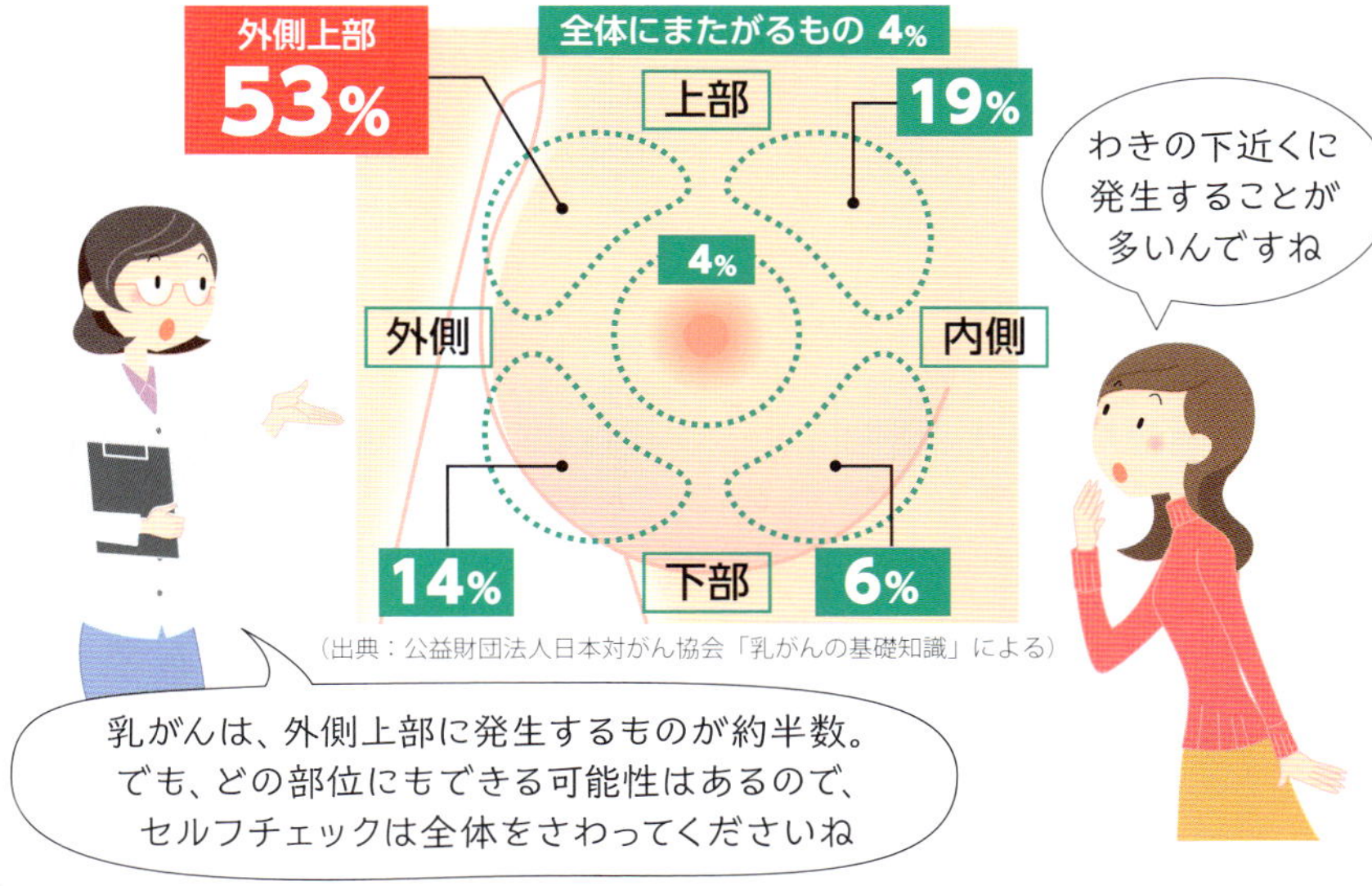

（出典：公益財団法人日本対がん協会「乳がんの基礎知識」による）

浸潤がんなら見えない転移の可能性も

乳腺に発生したがんは、放置しておけば徐々に大きくなっていきます。無限に分裂をくり返し、増殖していくのが悪性腫瘍の特徴だからです。

ただ、がんがごく小さなものであれば発生した組織の内側にとどまっており、周囲の組織までは広がっていません。この状態のがんを「非浸潤《ひしんじゅん》がん」といいます。

非浸潤がんは、進行度としては超初期にあたります。乳がんの場合は、発生場所により「非浸潤性乳がん」または「非浸潤性小葉がん」と呼びますが、いずれにしろ、見つかりしだい手術で完全に除去してしまえば、理論上完治すると考えられます。

この段階で見つからず増殖が続くと、がんは発生組織（乳管や小葉）の壁を破り、周辺の組織に広がっていきます。これを「浸潤がん」といいます。

自分でしこりに気づくくらいのがんは、ほとんどが浸潤がんです。

浸潤がんの場合、血管やリンパ管にがん細胞が入り込み、転移するおそれがでてきます。

がんの転移とは、がん細胞が血液やリンパ液の流れにのって体内の別の場所に運ばれ、発生した組織とは別のところで増殖を始めることをいいます。がん細胞が転移した先である程度の大きさ（数㎜サイズ）まで増殖すれば、画像検査などで見つけることができますが、初めのうち（たとえば1㎜以下）は目に見えません。画像診断でも血液検査でもわからない時期があるのです。

浸潤がんも浸潤性乳管がん（「乳頭腺管がん」「充実腺管がん」「硬がん」などいくつかのタイプに分けられます）や、その他の特殊型に分類されていますが、こうした分類は基本的には治療方針には関係しません。

このほか、乳腺炎と間違われやすい「*炎症性乳がん」は、進行が早いがんです。

用語解説 炎症性乳がん　乳房全体が赤く腫れ、皮膚のきめが粗くなったようにみえる。通常、しこりはない。乳がん全体の1～3%。

乳がんは広がり方で2つに分けられる

がんは、発生した組織内にとどまっている状態の「非浸潤がん」と、
増殖をくり返して周辺の組織にも広がった「浸潤がん」に大別される

① 非浸潤がん

乳管、小葉を問わず、その組織の中に発生したがんがとどまっている状態のもの

分類
- 非浸潤性乳管がん
- 非浸潤性小葉がん

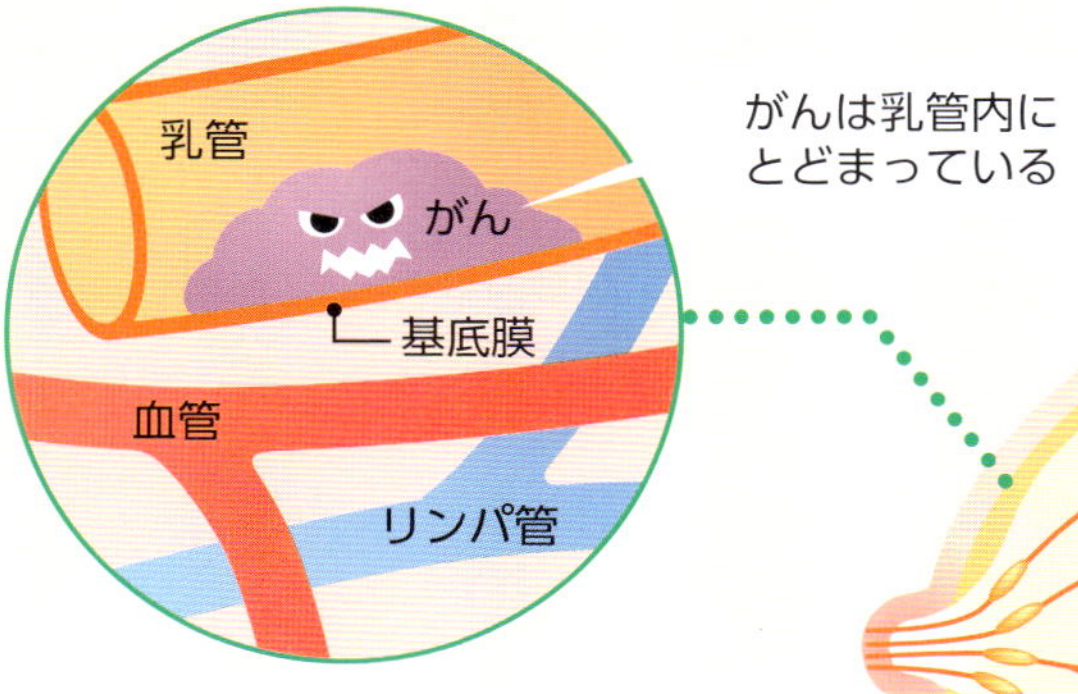

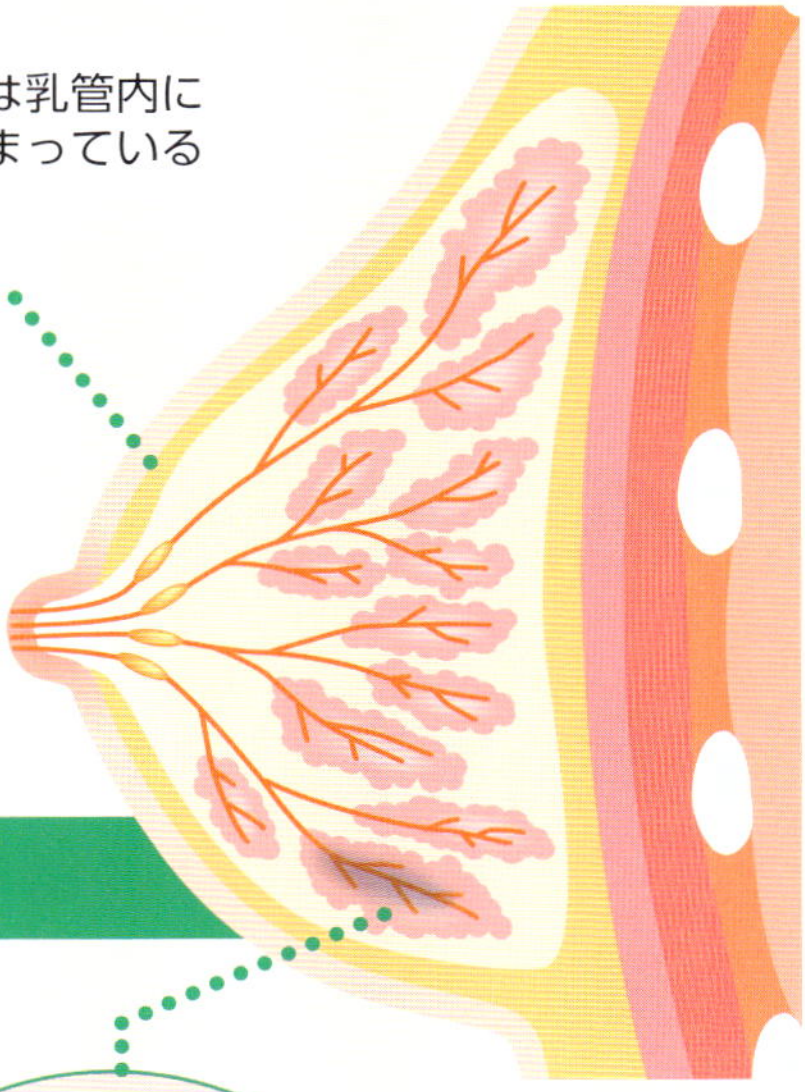

② 浸潤がん

組織内で増殖したがんが乳管や小葉の壁を破って、周辺の組織に広がったもの

分類

❶ 浸潤性乳管がん
- 乳頭腺管がん
- 充実腺管がん
- 硬がん

❷ 特殊型
（10種類ほどある）

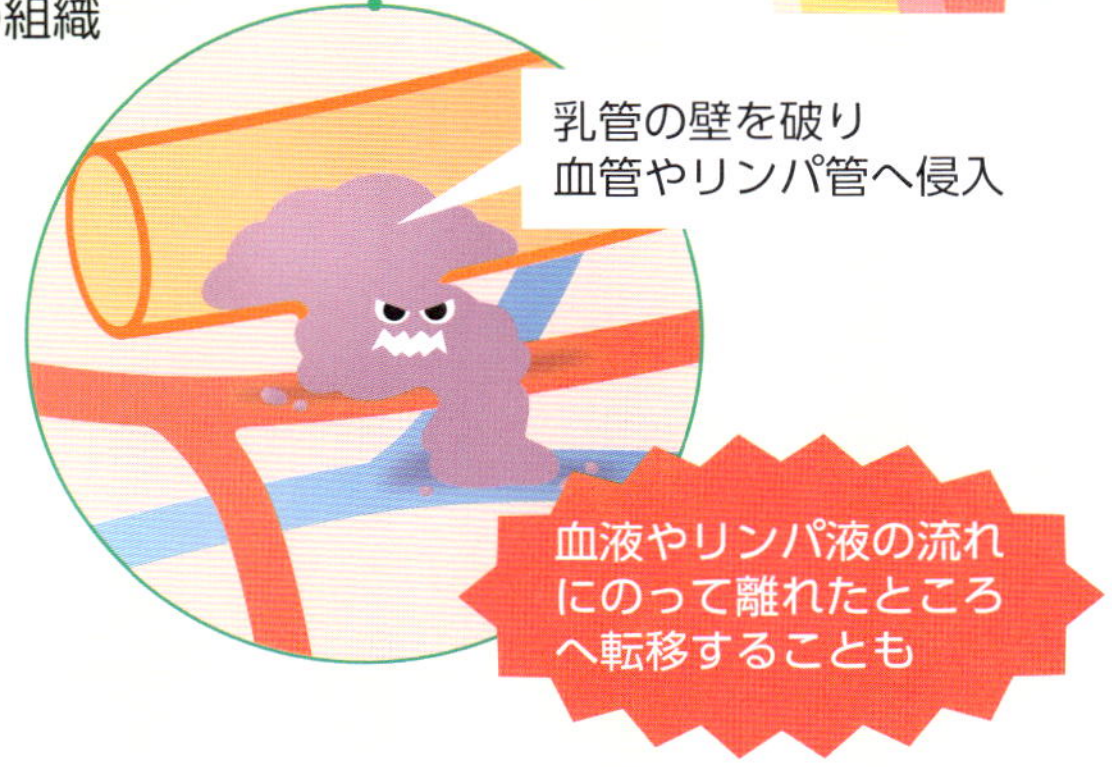

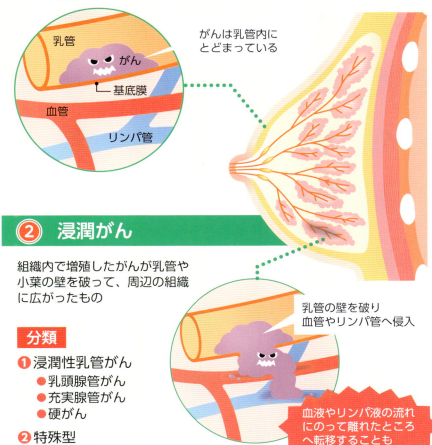

乳がんの特徴は「治りやすい」こと

「この異物感はなんだろう」と乳房のしこりに気づいたことがきっかけで乳がんと診断された場合には、大半が浸潤がんです。目に見えるような病巣はなくても、がん細胞は発生場所から離れた部位に少しくらいはいると考えなければなりません。

だからといって、もはや手遅れか、などと落胆する必要はありません。現在、乳がんは発見された時点で浸潤がんであるケースが8割程度とされていますが、*5年相対生存率は乳がん全体で90%を超えています。乳がんはきわめて生存率が高い、平たくいえば「治りやすいがん」であるといえます。

乳がんの生存率が高い理由は、主に2つあります。ひとつは、早期に発見して早期に治療を受ける人が多いということです。乳がんは、自分のおっぱいを注意深く観察していれば、比較的早い段階で異変に気づくことが可能です。定期的に検診を受けていれば、自覚症状が出る前のごく初期の乳がんも見つけることができます。非浸潤がんや、浸潤がんでもあまり進んでいないうちに見つけられれば、治療の半分は終わったも同然です。完治の可能性は非常に高いといえます。

もうひとつの理由は、効果的な薬物療法が登場してきていることです。乳がんは世界的にも患者数が多いため、新しい治療法の研究や薬の開発が各国で進められ、どんどん実用化されています。乳がんの治療法は「5年前の常識はすでに時代遅れ」などということもあるほど、日々進化を続けています。ある程度、進んだ状態で発見された場合でも治療手段が豊富であるのが乳がんの特徴です。

ただ、早期であればあるほど治りやすく、治療に伴う負担も少なくてすむことが多いのはたしかです。乳がんの「見つけやすさ」をいかすことが、「治りやすさ」につながる道であることは、心にとめておきましょう。

用語解説

5年相対生存率　診断の5年後に生きている人の割合が、性別や年齢分布を同じくする日本人全体の5年生存率の何%にあたるかを示すもの。100%に近いほど治癒しやすいと考えてよい。

乳がんは「不治の病」ではない

乳がんは早期なら完治が可能。早く見つけることが重要だが、ある程度、進行した状態でも治療法はある。まずは落ちついて！

部位別がん５年相対生存率（主要部位）　（2006〜2008年診断例）

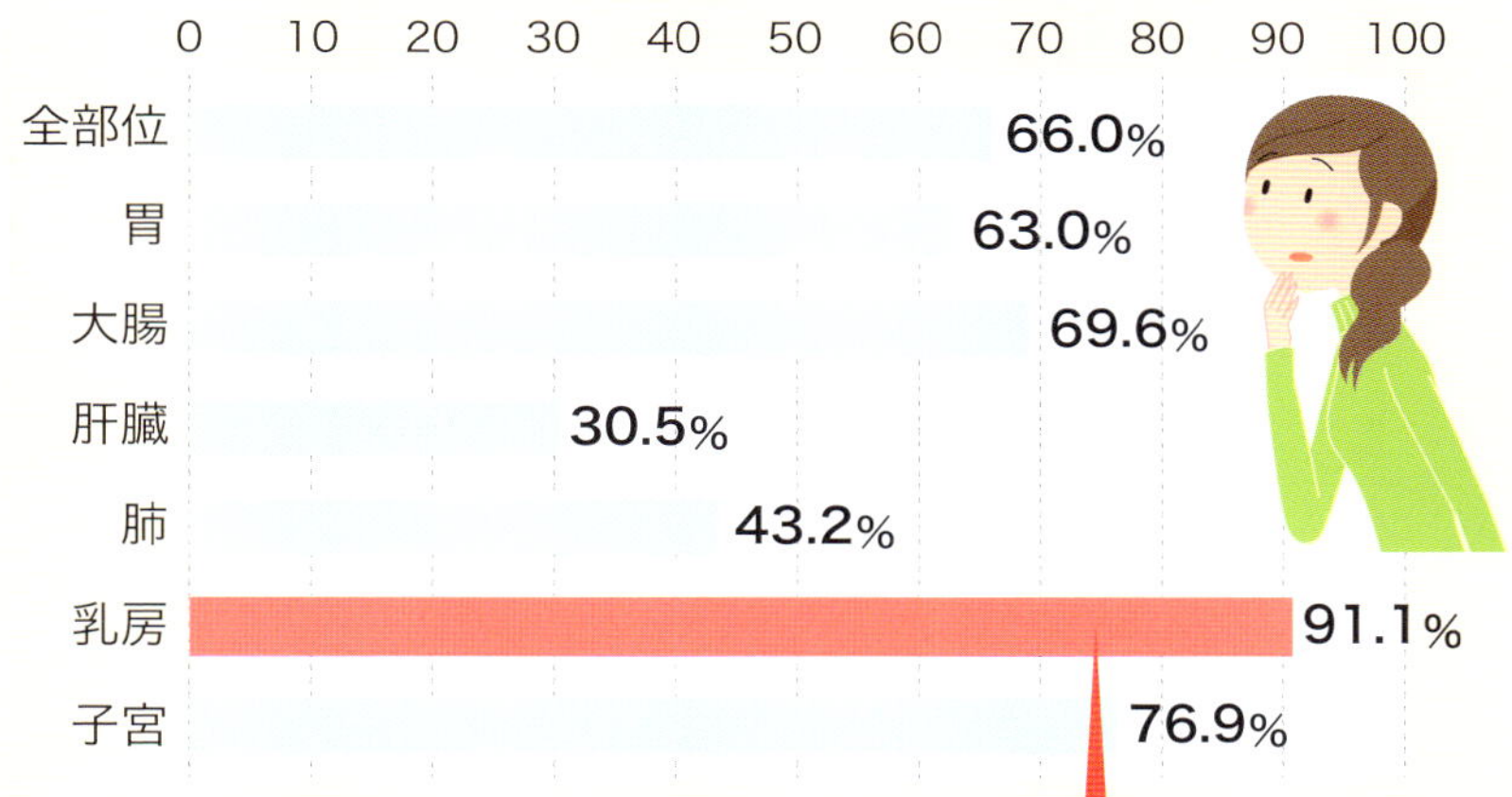

（資料：国立がん研究センターがん対策情報センター）

臨床病期別10年相対生存率　（1909〜2002年 初回入院治療症例）

より長期の10年相対生存率も集計されるようになり、乳がんの生存率が、ほかのがんと比べて高いことがわかる

全症例	手術症例
80.4%	82.8%

５年相対生存率も、より高く推移する傾向にある。

（全がん協の資料による）

自分で自分の身を守るために

乳がんの発症リスクには個人差がある

乳がんが増えているとはいえ、すべての女性が乳がんになるわけではありません。乳がんになるか、ならないか、発症前に予想することはできませんが、多くの調査・研究から、乳がんのリスクファクター、つまり乳がんを発症する危険性を高める要因があることはわかってきています。リスクファクターを多くかかえている人は、それだけ発症の危険性は高いと考えられるので注意が必要です。

とくにはっきりしているのは、体内の女性ホルモン、エストロゲンのレベルが長期にわたって高い状態が続いていることです。初潮が早かった人や閉経が遅い人、出産・授乳の経験がない人や高齢初産だった人、ホルモン補充療法（46頁）を長期間受けている人などが当てはまります。

閉経前で身長が高い、閉経後で肥満*といった体型もリスクを高める要因とされています。肥満は、閉経後にはリスク要因となることは確実であると考えられています。生活要因としては、アルコールがほぼ確実なリスク要因とされているのは先にも述べたとおりです。

体質という面でみれば、近親者に乳がんや卵巣がんの経験者がいる人や、自分が良性の乳腺疾患や卵巣がんにかかったことがある人は発症リスクが高いといえます。なぜ卵巣がん？　と思うかもしれませんが、乳がんの患者さんの一部は、遺伝的な要因が強く影響しています（78頁）。その場合、乳がんだけでなく卵巣がんを発症する危険性も高いのです。

ただ、かかえるリスクが少なければ乳がんにならないともいえません。だれもが発症する可能性をもっています。

用語解説　肥満　一般的にはBMI〔体重（kg）÷身長（m）÷身長（m）〕が25以上の場合を肥満とする。BMIが30以上の場合、乳がんの発症リスクは倍増すると報告されている。

自分の発症リスクを確かめておく

リスクファクターを多くかかえている人が必ず乳がんになるわけではないが、危険性が高いという自覚は必要

エストロゲンレベルの高さ

- □ 月経が早い（12 歳未満）
- □ 閉経が遅い（55 歳以上）
- □ 出産経験がない
- □ 初産が 30 歳以上であった
- □ 更年期障害の治療でホルモン補充療法（エストロゲンとプロゲステロン併用療法）を２年以上　受けている／受けていた

生活習慣・生活習慣病

- □ 飲酒の習慣がある
- □ 閉経後で肥満ぎみ
- □ たばこを吸っている

体質

- □ 家族（母親、姉妹など）に乳がんや卵巣がんの経験者がいる
- □ 良性の乳腺疾患にかかったことがある
- □ 閉経前で高身長である

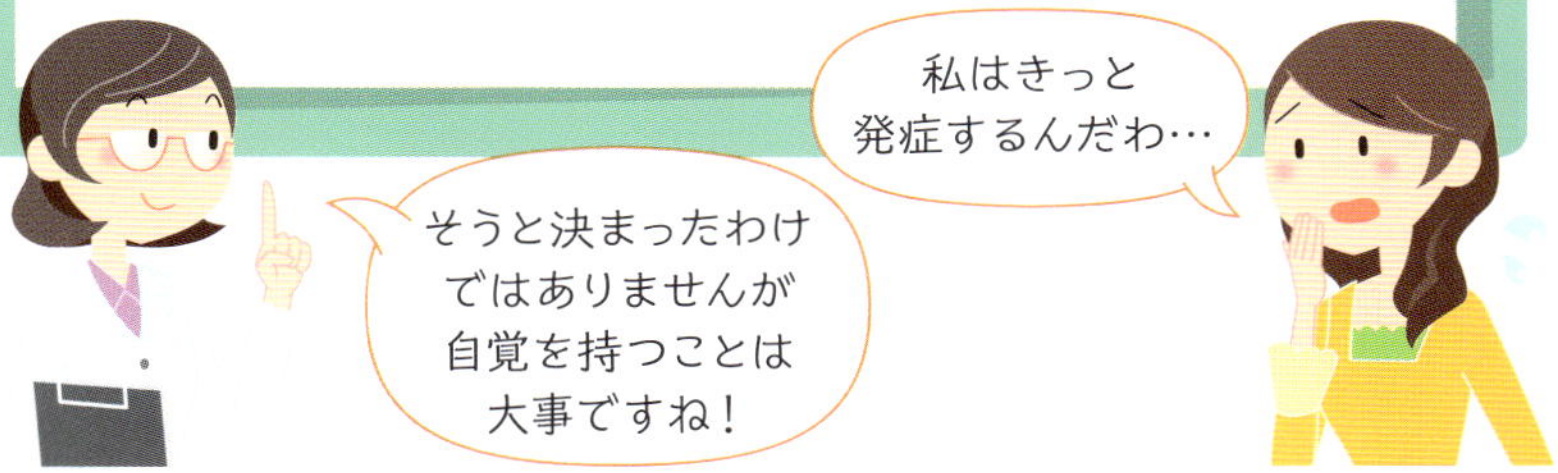
私はきっと発症するんだわ…
そうと決まったわけではありませんが自覚を持つことは大事ですね！

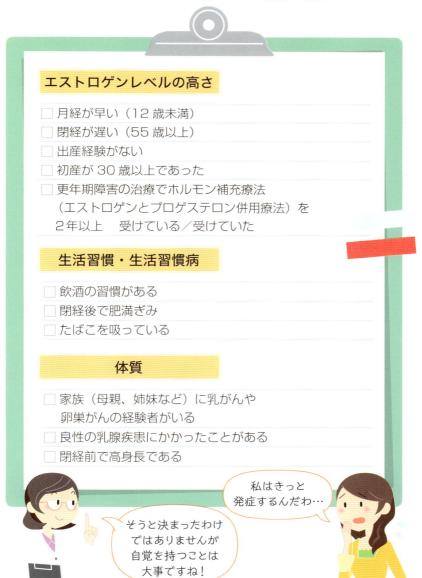

発がんを防ぐ確実な方法はない

がんは「ある程度、予防できる病気」だといわれています。ですから生活のなかから発症リスクを高める要因を減らしていけば、発症する危険性は減ると考えられています。

乳がんの場合、肥満を避けたり、飲酒を控えたりするなどということでリスクが低下することはわかっています。定期的に運動することも、閉経後の乳がん発症のリスクを下げることも知られています。たばこを吸わないことも重要です。

食生活に関しては、大豆製品や乳製品を習慣的にとることが、発症リスク低下につながるのではないかともいわれています。

大豆に含まれるイソフラボン*という成分はエストロゲンとよく似た構造をしているため、がんの増殖を促すのではないかと心配されることもあります。しかし、最近の研究では、大豆製品をよく食べている人は、そうでない人とくらべると、むしろ乳がんの発症リスクが少し低いと報告されています。ただ、イソフラボンそのものをサプリメントとして大量にとった場合の効果は不明で、安全かどうかもわかりません。「ふだんの食事のなかで常識的な範囲でとる」ということが重要です。

乳製品については、乳がん発症リスクを下げる可能性はあるものの、脂肪の摂取量が増えることでリスクを高めるのではないかともいわれており、大量摂取は避けたほうがよいでしょう。

注意しておきたいのは、リスクを高める要因を避け、低下させる可能性のある習慣を取り入れても、乳がんの発症を確実に防げるわけではないということです。発がんのメカニズムがすべて解明されている訳ではなく、未知の原因があるかもしれません。生まれもった体質的な要因を変えることもできません。自分の生活習慣は理想的だという自信があっても、乳がんへの備えを忘れてはならないのです。

用語解説 イソフラボン　植物に含まれる色素成分の一種。大豆イソフラボンは「植物エストロゲン」ともいわれる。

生活習慣が良好でも過信は禁物

生活習慣の見直しで、発症リスクを低下させることはできる。
ただし、生活改善だけで発がんを確実に防げるわけではない

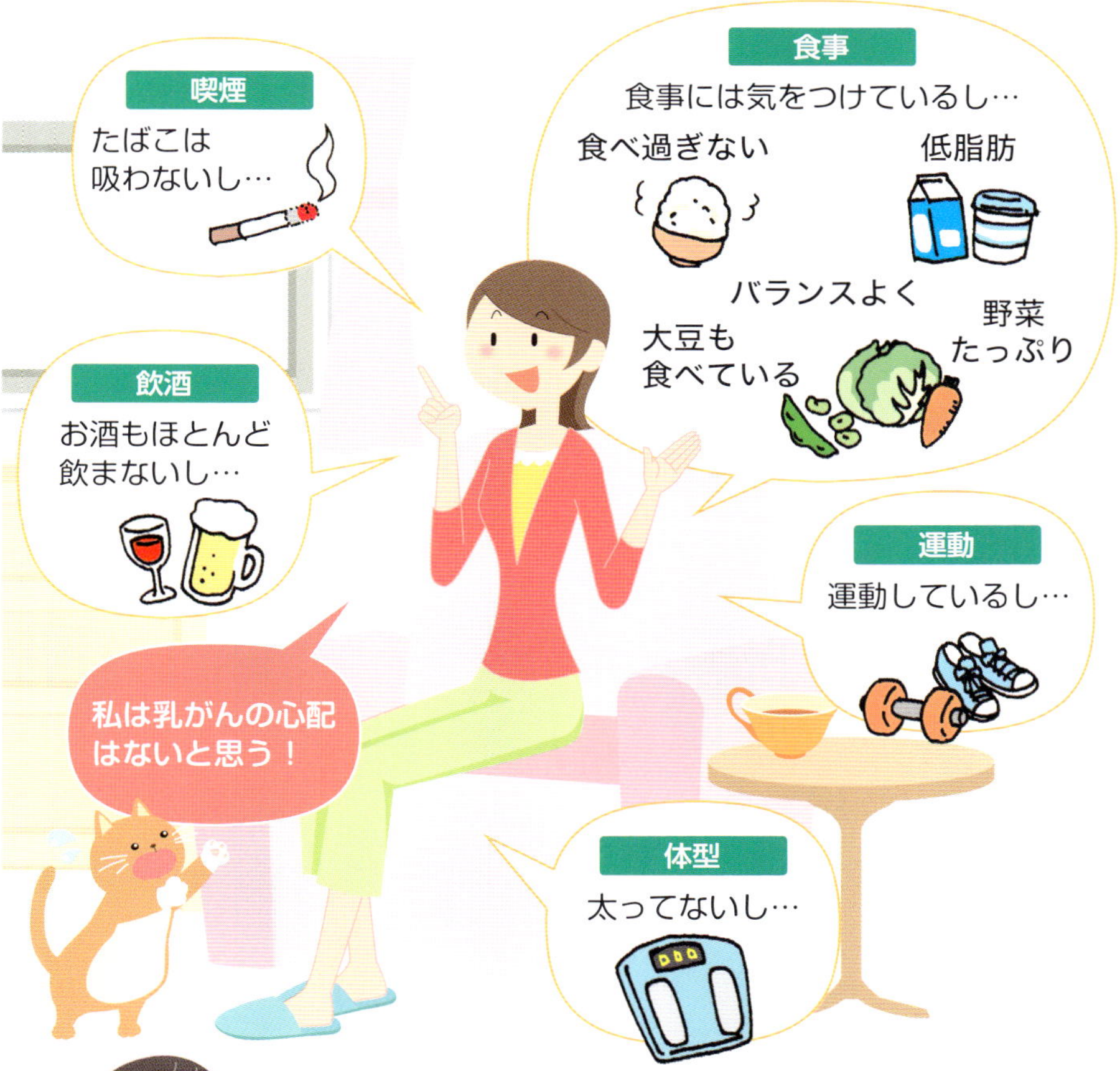
喫煙
たばこは
吸わないし…
食事
食事には気をつけているし…
食べ過ぎない
低脂肪
バランスよく
大豆も
食べている
野菜
たっぷり
飲酒
お酒もほとんど
飲まないし…
運動
運動しているし…
私は乳がんの心配
はないと思う！
体型
太ってないし…

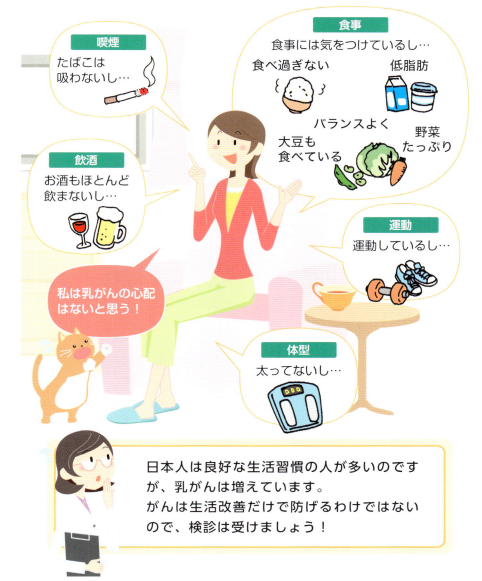

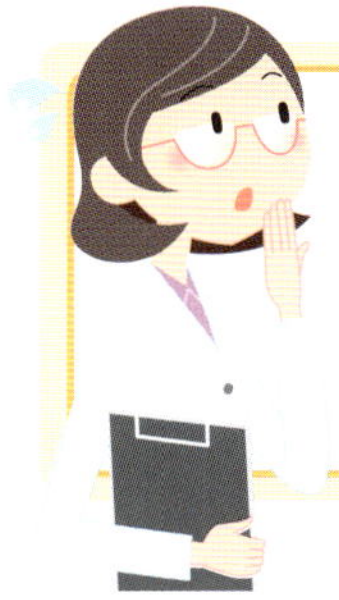

日本人は良好な生活習慣の人が多いのですが、乳がんは増えています。
がんは生活改善だけで防げるわけではないので、検診は受けましょう！

自分のおっぱいの健康に関心を持ち続ける

乳がんの発症を防ぐ確実な方法がない以上、がんから身を守るには、できるだけ早い段階で見つけることが重要です。自分のおっぱいに関心を持ち続け、月1回のセルフチェックを習慣にしましょう。

乳がんの症状としてよく知られるのは乳房のしこりです。浸潤がんが1㎝を超えるくらいの大きさになると、自己触診でも「しこり」（40頁）として感じられる場合が多くなります。

乳がんのしこりは、少し弾力性のある軟骨のような感触といわれます。多くは乳房とともに動きますが、肋骨や胸筋と癒着《ゆちゃく》し、動きにくいこともあります。乳房だけでなく、わきの下にしこりができることもあります。良性の病気でしこりができることもありますが、さわっただけでは区別できません。気になる感触があれば、いわゆる「検診」ではなく、乳がんの専門機関を受診し原因を確かめることが必要です。

乳がんのしこりは、通常、痛みは伴いません。乳房の痛みは多くの場合、月経周期に関連しています。排卵の前後から高まるエストロゲンの影響で、乳房の腫れや痛みが生じることはよくありますが、月経後には腫れが引き、痛みもなくなることがほとんどです。また、肥満ぎみの人は乳房が張る感じを覚えることがあります。ただ、乳房の痛みが気になって検査した結果、乳がんが見つかることもあります。痛みの有無にかかわらず検診は欠かさないようにしましょう。乳房の引きつれ、えくぼ状のへこみ、発《ほっ》赤《せき》*などの症状が現れることもあるので、見た目の変化にも注目しましょう。乳頭にただれはないか、片方の乳頭から血液や血液のまじった分泌物が出ていないかもチェックしてください。しこりがなく血液まじりの分泌物だけなら超早期がんかもしれません。左右両方から出る母乳のような分泌物は、がんとは関係ありません。

用語解説　発赤　皮膚表面にある血管が炎症によって拡張・充血し、皮膚が赤く見える状態のこと。

月1回のセルフチェックを！

下記のポイントに注意しながら乳房の点検をしていこう。
気になる症状があれば早めに原因を確かめておく

目で見てチェック

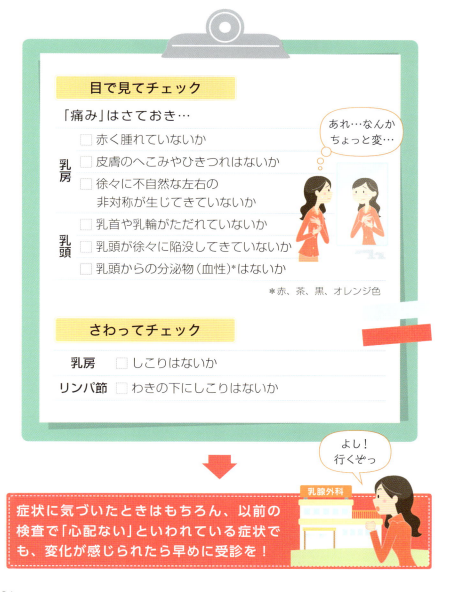

「痛み」はさておき…

乳房
- □ 赤く腫れていないか
- □ 皮膚のへこみやひきつれはないか
- □ 徐々に不自然な左右の非対称が生じてきていないか

乳頭
- □ 乳首や乳輪がただれていないか
- □ 乳頭が徐々に陥没してきていないか
- □ 乳頭からの分泌物（血性）*はないか

＊赤、茶、黒、オレンジ色

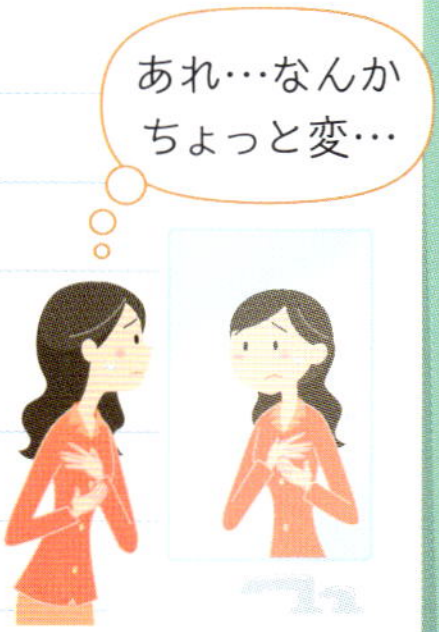
あれ…なんか
ちょっと変…

さわってチェック

乳房 □ しこりはないか

リンパ節 □ わきの下にしこりはないか

症状に気づいたときはもちろん、以前の検査で「心配ない」といわれている症状でも、変化が感じられたら早めに受診を！

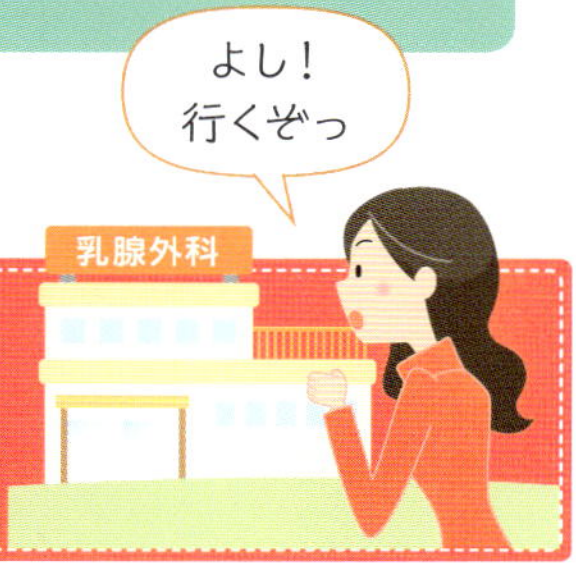
よし！
行くぞっ
乳腺外科

START

1

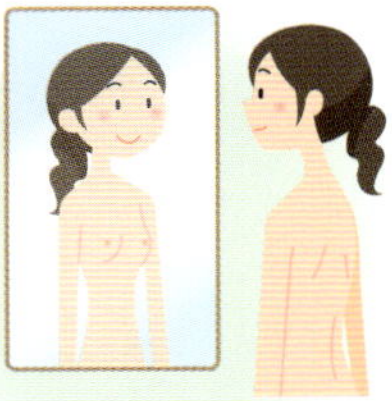

鏡の前にリラックスして立ち、両方の乳房をよく見て**観察**の項目をチェック

2

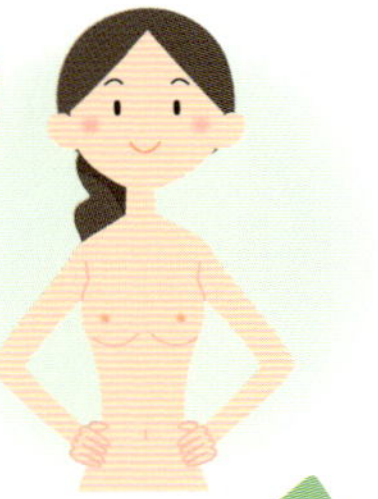

両手を腰にあてた姿勢で、同様にチェック

3

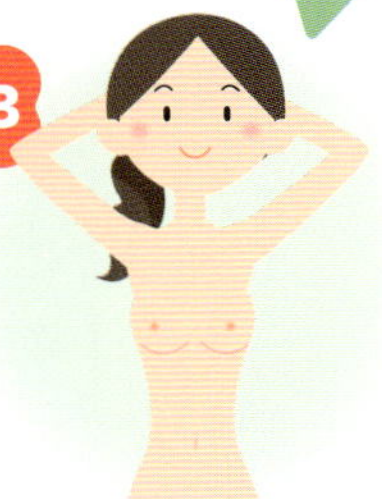

両腕を頭の後ろにあてて、同様にチェック

4

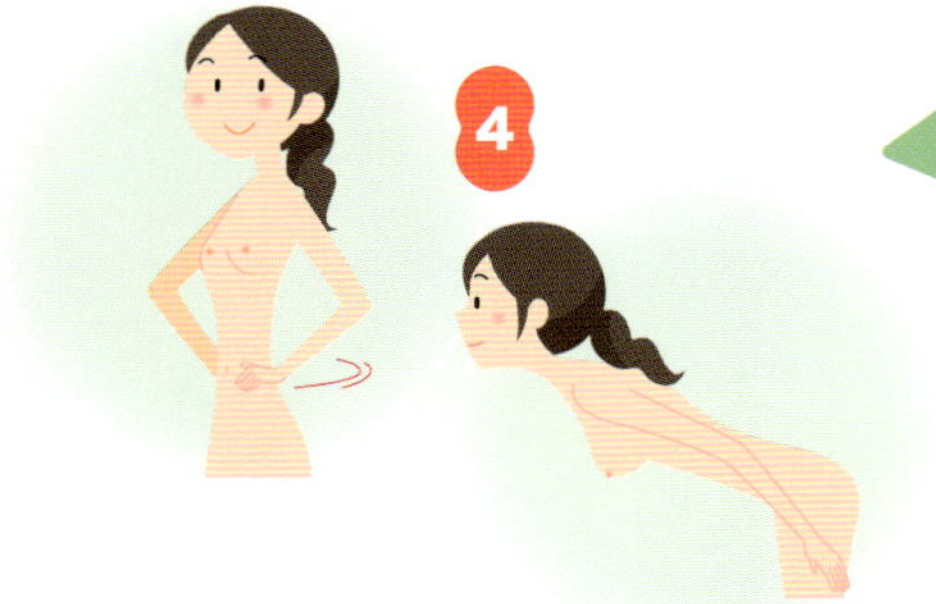

腰をひねったり、前かがみになったりした姿勢で、同様にチェック

観察

- 皮膚が赤く腫れていない？
- 左右差が目立ってきていないか
- 両手を挙げたりおろしたりしたとき、くぼみやひきつれができないか
- 乳首にへこみやただれはないか

目で見てチェック

セルフチェックのポイント

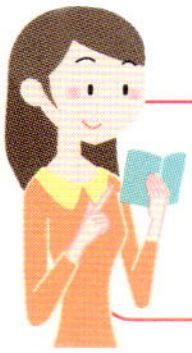

閉経前なら
生理が終わる頃に
チェックを！

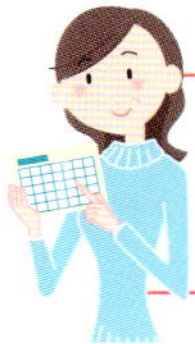

閉経後は
毎月、日にちを決めてチェックを！

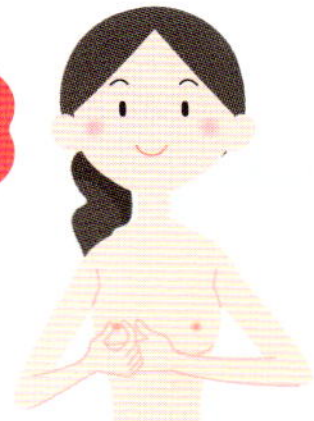

7

パジャマやブラジャーの裏側のシミにも要注意

乳首や乳房をつまんで、分泌物がないかどうかチェック

触って
チェック

触診

- 乳房やわきの下に、しこりはないか
- 片方の乳首からだけ、なにか分泌物（血性）が出てきていないか

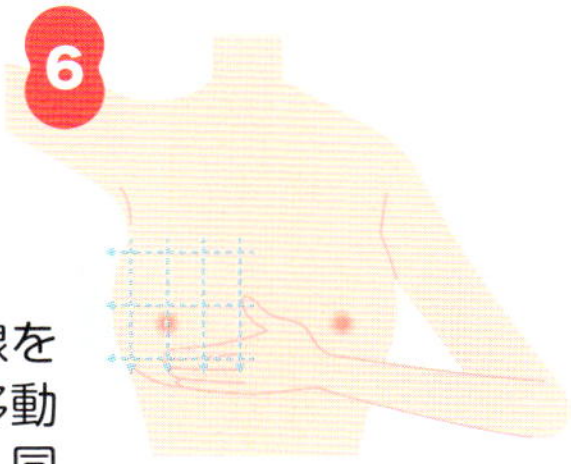

6

縦横に平行線を引くように移動させながら、同様にチェック

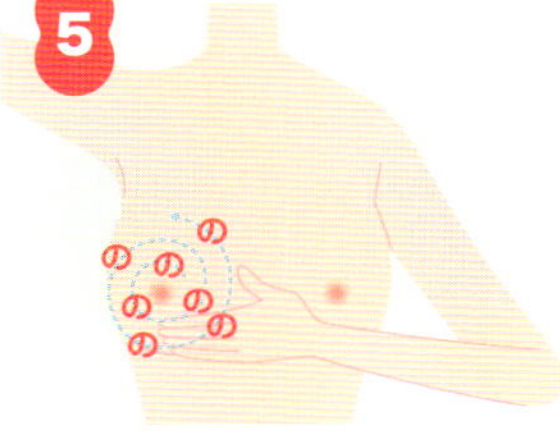

5

親指以外の４本の指を乳房にあて、乳首の周辺から細かく「の」の字を書きながら、渦巻きを描くようにそっと押すような感じでさわり、触診の項目をチェック

5、**6**は入浴時に石鹸をつけて滑らせると凹凸がよくわかる。また、就寝前などに、あおむけに寝た状態でもおこなう

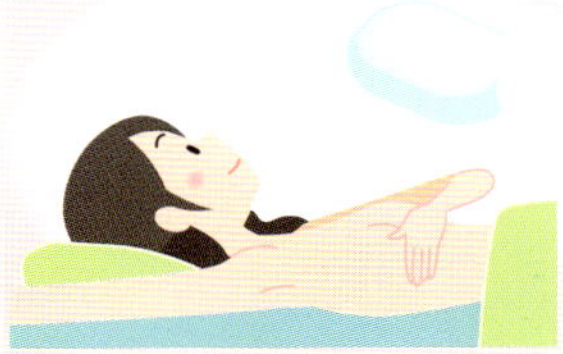

乳がん検診で早期発見を確実に

定期的な検診が命を守る

セルフチェックはもちろん大切なのですが、それだけでは十分とはいえません。慎重にチェックしていても、1㎝以下の小さなしこりはなかなか見つけられません。ごく早期の段階で発見するためには、定期的に乳がん検診を受けることが重要です。

乳がんの治療法は日々進化しているとはいえ、日本では乳がんで亡くなる人の数が増え続けています。一方、欧米では乳がんで亡くなる人の数は減少傾向にあり、その理由の一部に、乳房のX《エックス》線撮影をおこなうマンモグラフィ（42頁）による乳がん検診の普及があると考えられています。日本でも、もちろん乳がん検診はおこなわれていますが、死亡数が減少している国々にくらべて受診率が低く、対象者のせいぜい4割程度というのが実情です。

日本の乳がん患者さんは、なんらかの自覚症状があってから医療機関に赴き、検査を受けてがんが発見されたという人が過半を占める状態が続いています。症状があった人の場合、診断を受けた段階での腫瘍の大きさや進行度はさまざまです。

一方、とくに自覚症状がない時期に検診を受け、乳がんが発見されたという人も2割以上います。その場合、8割以上は腫瘍の大きさが2㎝以下で見つかっています。ほとんどが早期がん（ステージ0またはⅠ：62頁）にあたり、完治の可能性が非常に高くなります。検診率が上がれば、日本でも乳がんで命を落とす人は少なくなっていくでしょう。

また、一度の検診で「異常なし」といわれたからといって、一生の保証にはなりません。すっかり安心している人もいらっしゃるかもしれませんが、乳がん検診は定期的に続けることが大切です。

早期発見には検診が必要

**定期的に乳がん検診を受けていれば、自分では気づけない
ごく初期の乳がんが発見できる可能性が高まる**

乳がん検診受診率の国際比較

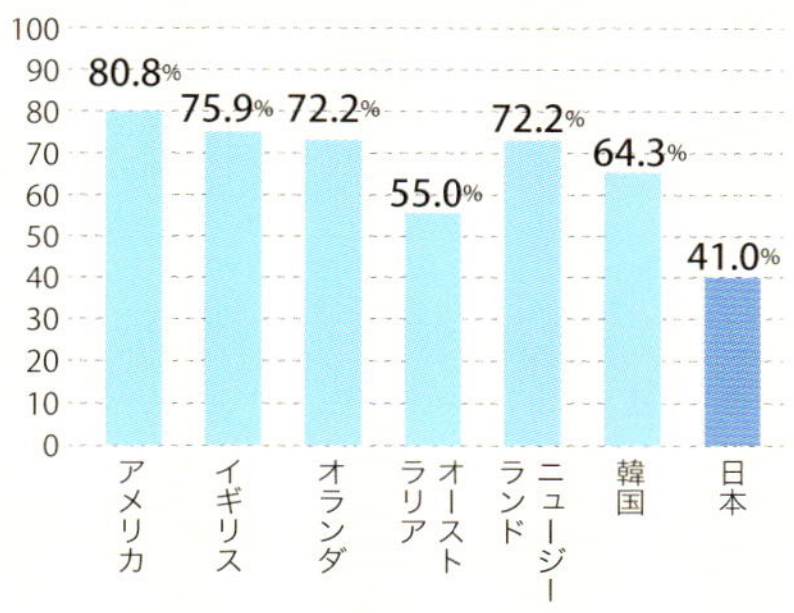

（OECD Health at a Glance 2015 による）

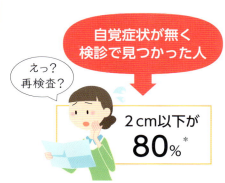

**自覚症状が無く
検診で見つかった人**

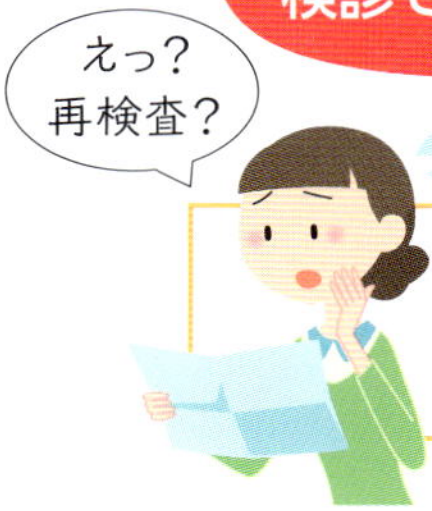

2cm以下が
80%*

病期（ステージ）別の割合

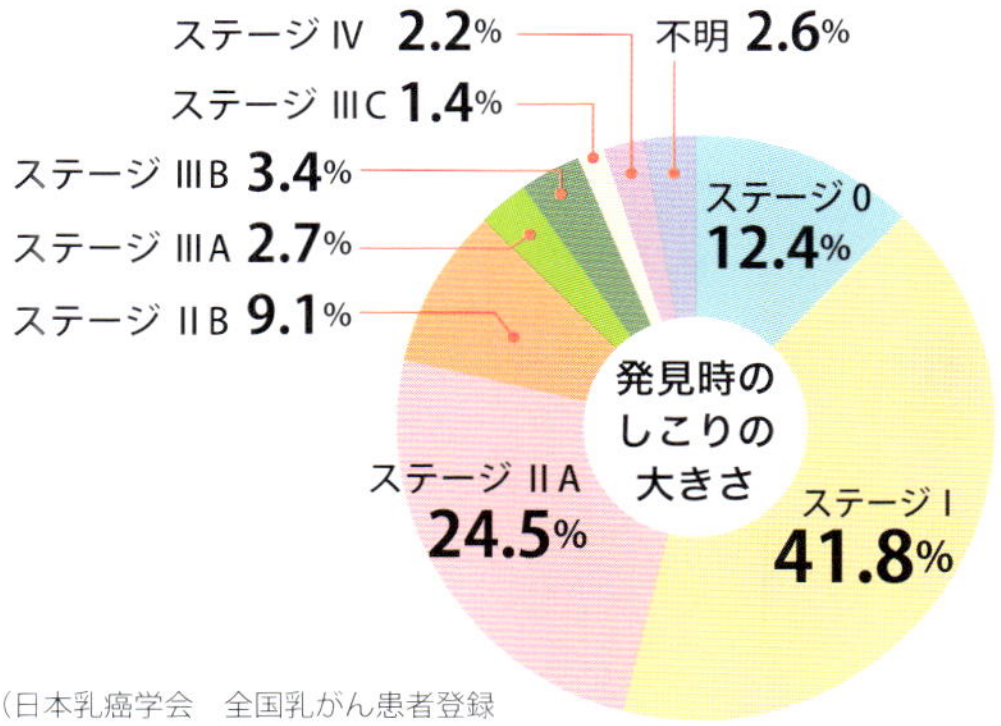

（日本乳癌学会　全国乳がん患者登録
調査報告　2014 年次症例より）

定期的に検診を受けていれば早期がん（ステージ0またはⅠ）の段階で発見可能。検診率が高い欧米では、乳がんの死亡率が減少し続けている

**自分で気づいて
受診した人**

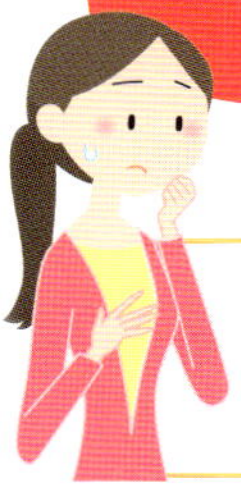

2cm以下は
40%強*

（※全国乳がん患者登録調査報告 2008 年次症例）

乳がん死亡率推移の国際比較

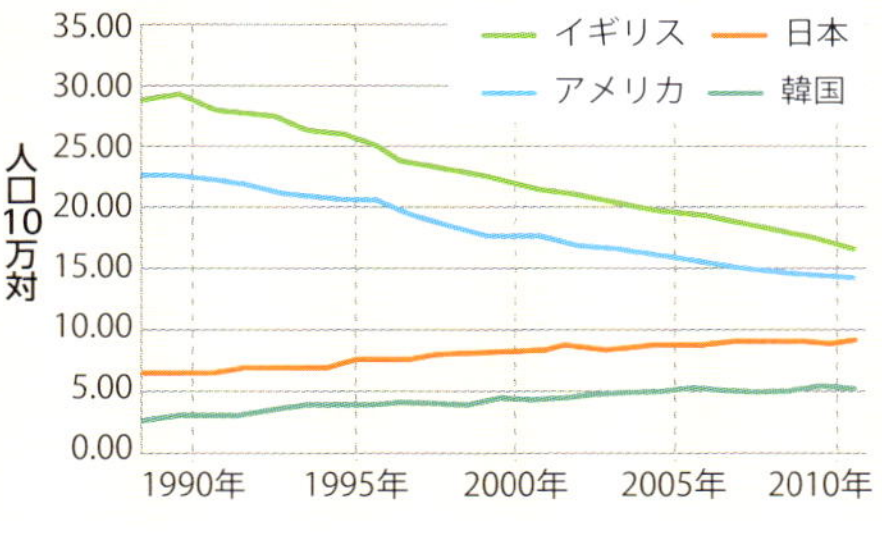

（有効性評価に基づく乳がん検診ガイドライン 2013 年版による）

適切な検診内容は人によって異なる

毎月のセルフチェックで気になることがない場合にこそ、定期的な乳がん検診をおすすめします。セルフチェックで異常を感じたら検診ではなく専門家を受診します。乳がんの早期発見に用いられる検査は、問診や視触診、マンモグラフィ検査、超音波検査などです。

日本で乳がん検診が始まった１９８７年度当初は30歳以上の女性に対する問診・視触診のみでしたが、その後乳がん罹患率、死亡率が増加し続ける状況を受け、２００４年度には厚生労働省が40歳以上の女性に対して2年に1回のマンモグラフィ検診を併用するようガイドラインを示しています。40歳代の女性に視触診とマンモグラフィによる乳がん検診をおこなうと、約10人に1人になんらかの影が見つかり、精密検査が必要と判断されます。精密検査の結果、乳がんと診断されるのは約50人に1人とされています。日本でもマンモグラフィ検診の受診率が欧米並みに高まれば、乳がんの死亡率は減少すると期待されます。

ただ、「2年に1回のマンモグラフィ検査」が、すべてのケースに有効というわけではありません。じつは乳腺が充実している閉経前の乳房はX線の透過率が悪く、マンモグラフィで病変を見分けにくいのです（42頁）。乳腺密度が高く、張りのあるおっぱいの場合には超音波検査のほうが向いています。また乳がんの発症リスクが高い人（27頁）は40歳以上からといわず、より早くからの検診が必要です。

検診で「異常なし」と判断された人の約２７００人に1人は、検診後1年以内に自分で乳房の異変に気づき、乳がんと診断されているという報告もあります。自分の状態に合った検診内容を選ぶこと、検診を受けていてもセルフチェックは怠らず、気になる点があれば次回の検診を待たずに受診することを心がけていきましょう。

自分の状態に合った検診を続ける

セルフチェックだけでなく、乳房の病変に早く気づくためには定期的な検診が必要。年齢や乳房の状態などに合わせて適切な検診を続けよう

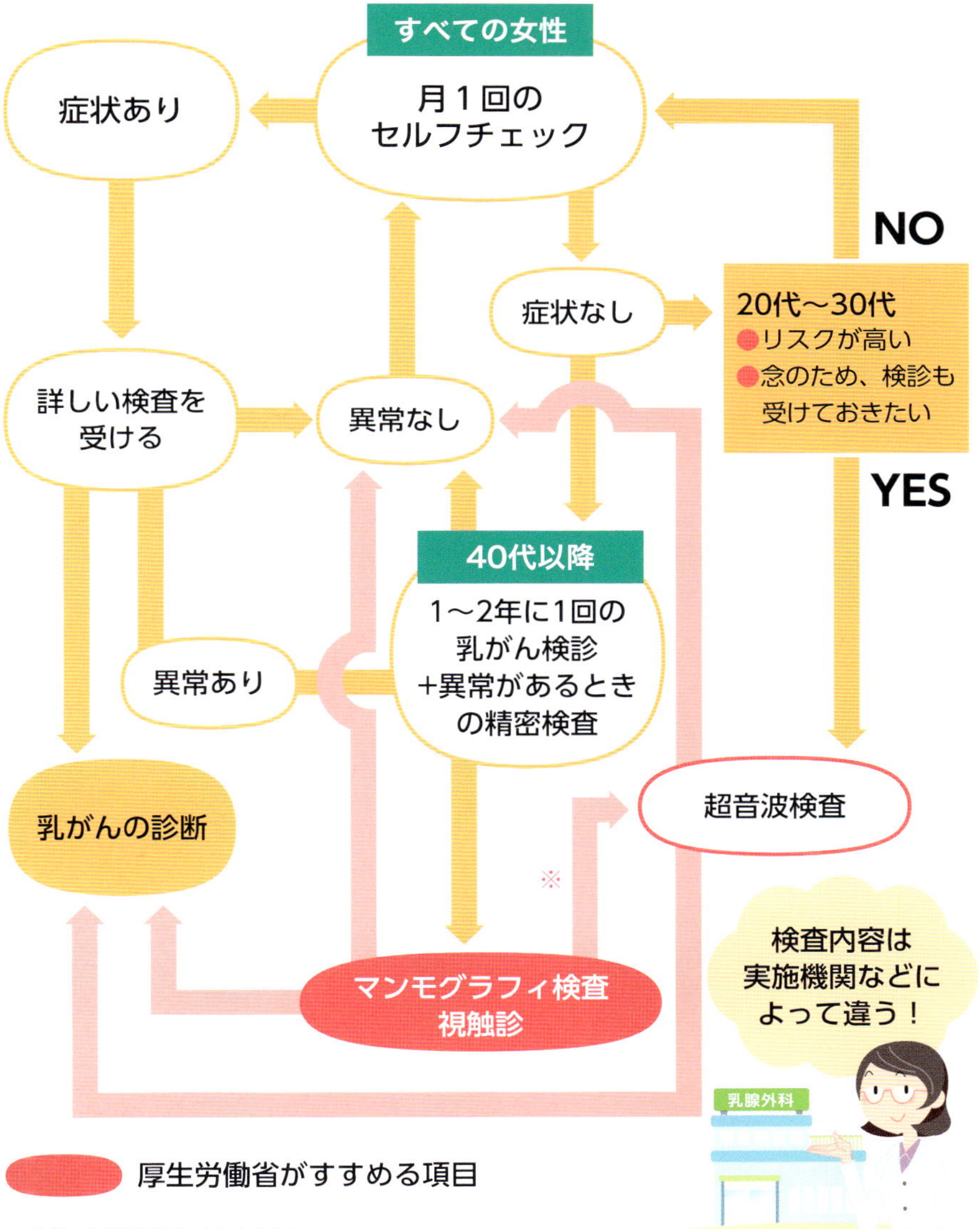

※ 40代と乳腺濃度が高いといわれた人

自己投資のひとつとして検討したい任意型検診

乳がん検診には、市区町村が実施する対策型検診（住民検診）と、医療機関が医療サービスとして提供する任意型検診（人間ドック）があります。

住民検診は公共政策のひとつとしておこなわれているもの。検査費用の負担は一部で済みますが、基本的には厚生労働省のガイドラインに沿って実施されているため、決まった検査しか受けられず、40歳未満の人は利用できません。

勤め先の会社が実施している企業健診のオプションとして乳がん検診を実施している場合もありますが、対象者や検査内容は会社によって大きく異なります。注意したいのは「視触診のみ」の場合です。日本乳癌学会による検診のガイドラインでは「視触診単独の乳がん検診には、死亡率減少効果を認めない」とはっきり示されていますので、これだけで「検診を受けている」と思うのは危険です。

地域や職場で受けられる検査内容が不十分であったり、自分の状態には不適切であると思われたりする場合には、任意型検診の利用を考えましょう。検査料は全額自己負担になり、乳がんが発症しなければ「掛け捨て」になるには違いありませんが、発症した場合を考えれば、早期段階で見つけられる可能性が高くなることには大きなメリットがあります。非常に効率のよい自己投資という側面もあります。

最近、日本でおこなわれた大規模調査から「40代の女性にマンモグラフィと超音波検査を併用することにより、マンモグラフィのみの検診より早期乳がんの発見率が約1・5倍になる」という報告（Ｊ－ＳＴＡＲＴ）があり、世界的にも注目されています。

自分にとって有効な乳がん検診かどうかは、自分の年齢やかかえているリスク、乳房の状態によって変わってきます。一定の年齢までは任意型検診を利用し、その後は集団検診でチェックするのでもよいでしょう。確かな知識で賢い選択をしましょう。

用語解説

MRI　磁気共鳴画像診断。精度が高く微細な病変の発見が可能。半面、治療の必要のない病変まで拾い上げやすく、費用もかさむことから、検診目的ではあまり実施されていない。

乳がん検診のいろいろ

「乳がんの早期発見のため」という目的は共通だが、市区町村がおこなう住民検診と任意型検診では対象者や検査内容は異なることがある

住民検診

特定の集団全体の死亡率を下げるための対策型検診。有効性とコストのバランスから、対象者や検査内容が定められている

対象	40 歳以上の地域住民（女性）
検査内容	問診・視触診・マンモグラフィなど。厚生労働省のガイドラインに準じて、各市区町村が設定する
受け方	通常 2 年に 1 回。通知が来たら指定医療機関に申し込む。自己負担額は市区町村によって異なるが比較的安価

企業健診のオプション

法律で定められた企業健診の検査項目に乳がん検診は含まれていないが、福利厚生の一環として、希望者には受けられるようにしている会社もある

対象	会社ごとに異なる
検査内容	会社ごとに異なる
受け方	会社ごとに異なるが、一般的には会社指定の医療機関に申し込む。検査費用の一部（または全部）を補助してもらえる

人間ドック

医療機関が医療サービスとして提供している任意型検診。個々人が自分のリスクに応じて、検査内容を決められる

対象	希望者全員
検査内容	各医療機関によって異なるが、問診・視触診・マンモグラフィ・超音波検査のほか、MRI*による検診をおこなうところもある
受け方	自分で医療機関を選び、申し込む。費用は全額自己負担となる

※いずれも症状のない時期の受けることになるため保険対象外となります。

腫瘤影や石灰化病変を見つける

マンモグラフィや超音波検査で見つけられる病変には「腫瘤影《しゅりゅうえい》」と「石灰化病変」があります。腫瘤とは、腫瘍のほかのう胞などを含むしこりの総称です。

腫瘍については、ある程度の大きさになればセルフチェックや視触診でも発見可能ですが、小さなしこり、つまり早期のものはマンモグラフィや超音波検査などの画像検査でしか見つけられません。腫瘍のすべてが悪性（＝がん）というわけではありませんが、その疑いが否定できない場合は、細胞診や組織診など、次の段階の検査をおこなっていきます（50頁）。

石灰化病変というのは、カルシウムです。古い母乳のなごりか、古い良性腫瘍か、がんの一部のいずれかです。がんであれば、しこりを作る前の超早期にマンモグラフィで存在を知ることができる唯一のタイプといえます。

石灰化はその形と分布でだいたい良性か悪性かが判断できます。

たとえば、丸い小さな水玉模様が乳房全体に散らばって見える場合には、古い母乳のなごりと考えられます。また、粒が大きめのものなら、古い良性腫瘍の可能性が高いといわれています。これら良性の石灰化はがんとは無関係です。

がんの疑いをかけられるのは、細かな粒状もしくは線状、Y字状などの影が1ヵ所に集まっていたり、乳管に添って広がっていたりする場合などです。乳管内でがんが増殖してギュウギュウ詰めになり、中心部のがん細胞が壊死《えし》して、がんの死がいが映し出されている可能性があるのです。がんの疑いがあれば、やはり次の段階の検査へと進みます。

「要精査」の通知をもらうと心配でたまらないでしょうが、すべては早期発見して治るためです。そのことを忘れずに次のステップに進みましょう。

用語解説　腫瘍陰影　母乳や水がたまっているだけのこともあるが、細胞が増殖してできた腫瘍であることもある。腫瘍のうち悪性のものが「がん」である。

画像検査で見つけられる病変

しこりや石灰化病変には良性のものもあるが、悪性とは見え方が違う。疑わしければさらに検査。

通常、左右の乳房の写真を対称に並べ、左右差と石灰化、腫瘤影をみる

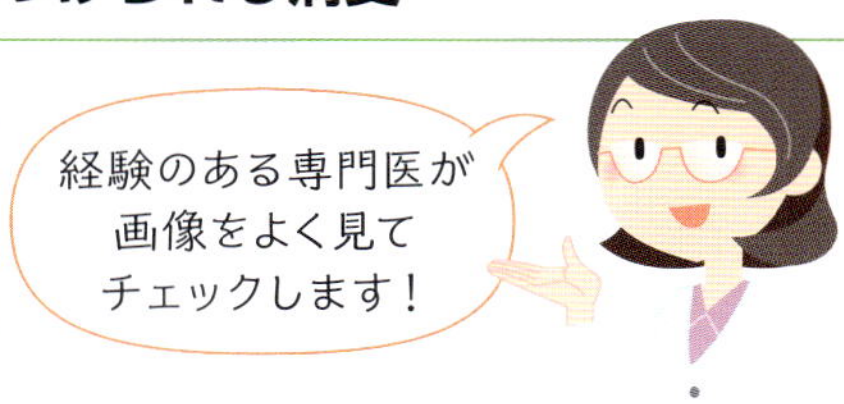
経験のある専門医が
画像をよく見て
チェックします！

石灰化病変

石灰化病変は、カルシウムがなんらかの原因で乳腺に沈着したもの。がん以外の原因でも生じる

良性と思われる例

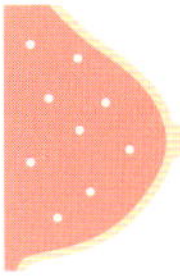

全体に砂や水玉をまいたように見える場合、多くは古い母乳のなごり

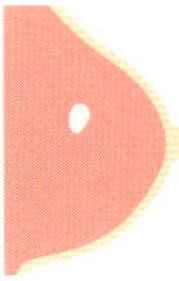

大きなかたまりは古い良性腫瘍の可能性が高い

悪性（がん）が疑われる例

線状や粒状の石灰化が小さな範囲に集まっている

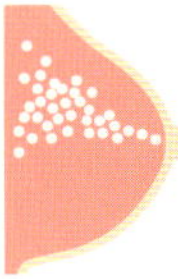

線状や粒状の石灰化が、乳首を中心に扇形（乳管に沿って）広がっている

マンモグラフィで見る石灰化

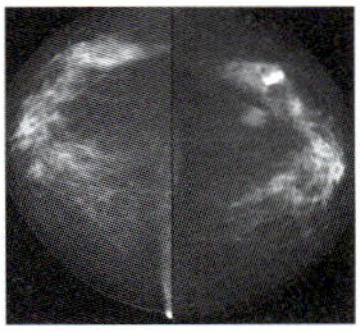

良性
大きな影が白くはっきり見える

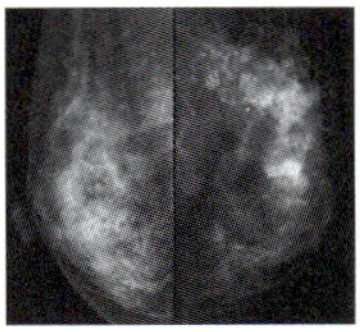

悪性の疑い
乳管にそって細かな白い点々が見える

腫瘤影

触れただけではわからないくらいの小さなしこりも、画像検査で見つかることがある

マンモグラフィで見る腫瘤影

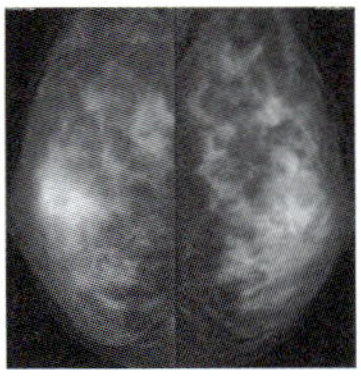

正常な乳房
モヤモヤと淡く白く映っているのは正常な乳腺

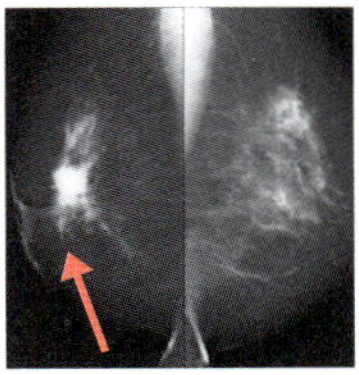

腫瘍の影
周囲に放射状の角を出している腫瘤影は乳がんを疑う

やわらかな乳房ならマンモグラフィが有効

マンモグラフィ検査では、乳房を圧迫板と呼ばれるアクリル板ではさみ、薄く延ばすようにしてX線撮影をおこないます。通常片方の乳房につき上下方向、左右方向の2回、両側で合計4回撮影します。

撮影の際は、乳房全体の様子をくまなく観察するために、胸の筋肉も引き出すようにはさみますので、多少の痛みを伴います。とくに閉経前の人は月経前の乳房が張っている時期には強い痛みを感じることがありますので、時期を選ぶ余裕があればなるべく乳房の張りがおさまり、やわらかくなっている時期を選んで検査を受けるようにするとよいでしょう。

マンモグラフィでは、腫瘍も乳腺も白く、脂肪は黒っぽく映ります。乳腺が発達している女性では、乳房全体が白っぽく映り、病変が見えづらいことがあります。その場合は超音波検査の併用が安心です。高齢になればなるほど乳腺は退縮し、脂肪が増えて乳房はやわらかく黒っぽくなっていきますので、マンモグラフィのみで病変を発見できる確率は高まります。

マンモグラフィ検診の結果は5つに分類されます。なんの病変も見当たらない場合はカテゴリー1（異常なし）、病変はあっても明らかに良性と判断できればカテゴリー2（所見はあるが異常なし）、良性かどうかはっきりしない場合がカテゴリー3、がんの疑いがあればカテゴリー4、ほぼ間違いなくがんと判断できる場合はカテゴリー5となります。

精密検査が必要とされるのはカテゴリー3以上の場合です。ですから「精密検査が必要」という通知が来たとしてもそれは、がんを否定できなかったという意味であり、精密検査の結果、「異常なし」と診断されることもよくあります。実際にがんと診断されるのは、精密検査を受けた人のうちの約50人に1人です（36頁）。早く安心するためにも、早めに精密検査を受けておきましょう。

マンモグラフィ検査の特徴と受け方

高齢になるほど有効。「若い乳房」は見落としのおそれもあるので注意

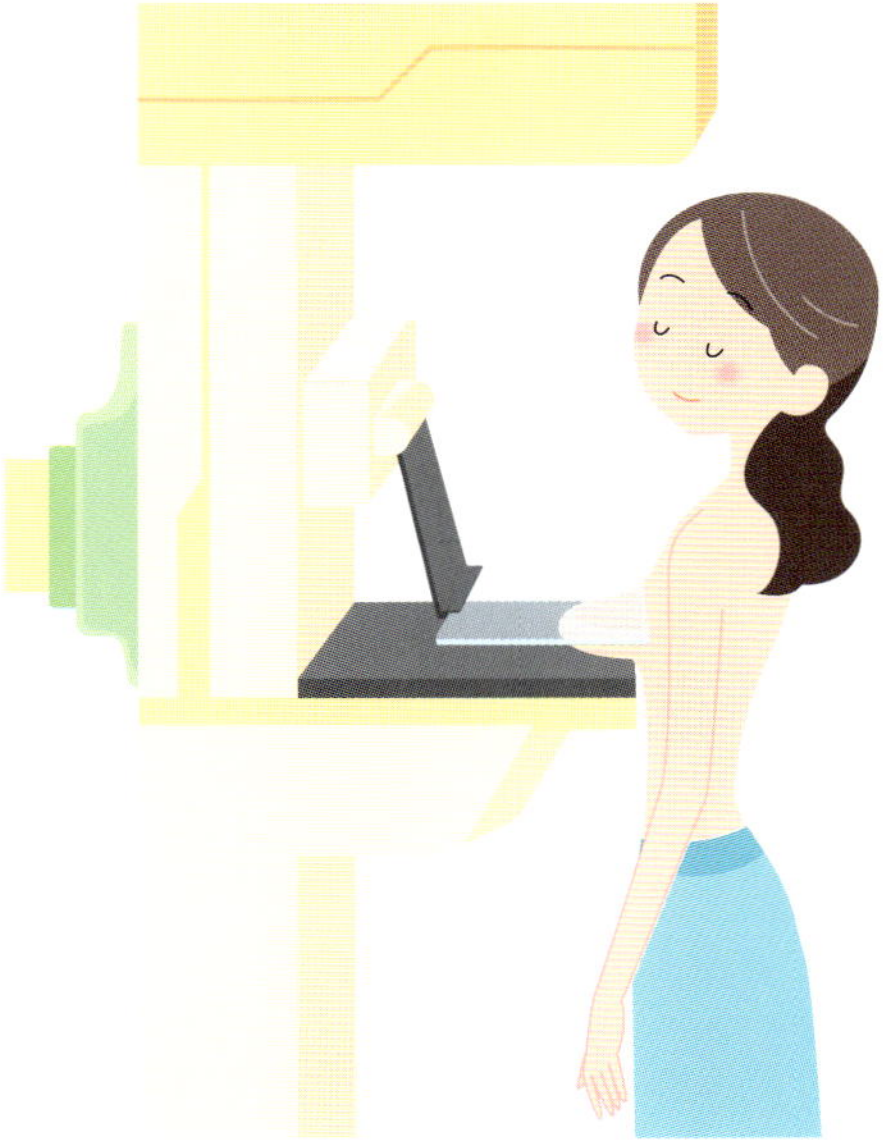

マンモグラフィ検査

十分に胸筋を引き出し、乳房を薄く延ばして圧力板に挟む。乳腺や脂肪、血管の様子がわかる

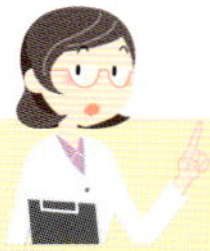

注意

- 最小限の痛みにするために、月経後のタイミングで検査を受けるとよい
- 妊娠、またはその可能性がある場合は、事前に申し出る

マンモグラフィで見る乳房（乳腺）の変化

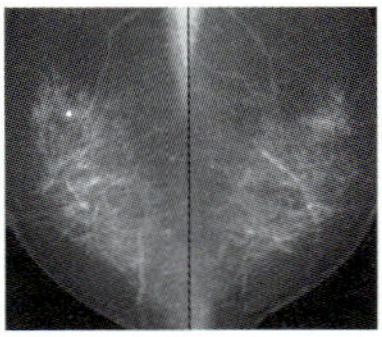

60代

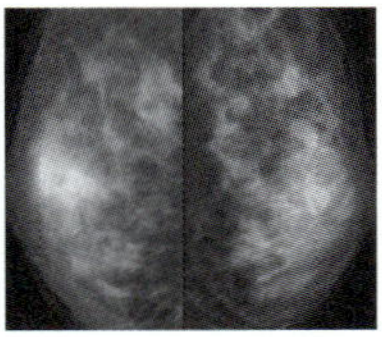

20代

高齢になるほど乳腺（淡く白い部分）が目立たなくなり、代わりに脂肪（黒い部分）が増えるため、しこり（濃い白い部分）が発見しやすくなる

マンモグラフィ検査は認定を受けた医療機関で！

マンモグラフィの画像から正しい診断を下すには、機械の精度、撮影技術、がんかどうかを見分ける技術（読影技術）の３つの技術が重要。特定非営利法人日本乳がん検診制度管理中央機構では、マンモグラフィ検査に関する医師や技師の技術を認定し、所属する医療機関とともに、その情報を公開している

張りのある乳房には超音波検査を

超音波検査は、人の耳には聞えない高周波の音波を体に当て、その反射波（エコー）を画像化する検査です。検査時の痛みはありません。

超音波検査では、乳腺は白く、腫瘍は黒く映ります。乳腺が発達している人でも、コントラストがはっきりしているので、腫瘍の有無がよくわかります。そのため、乳腺が充実した張りのある乳房なら、超音波検査を併用することで小さなしこりも見つかりやすくなる可能性があります。

また、超音波検査では、しこりの性質や内部の様子も調べることができます。とくに組織診（50頁）をおこなう際は、しこりの形や境界の状態をよく観察しながら、針《はり》生検の針を正確に穿刺《せんし》するのに超音波を用いるのが有効です。

よいことだらけにも思えますが、じつは超音波検査は乳房全体を客観的に観察するのがむずかしいという問題点もあります。撮影する画像は検査をする人の判断に大きく依存します。集団検診としてすべての年齢の成人女性に一律におこなうことが普及していないゆえんです。

超音波検査を必要とするのは、マンモグラフィでは病変が発見しにくい乳腺が発達した人ですので、一般的には40代以下の女性といえます。

とくに乳がん発症の危険性がもっとも高い40代女性は、マンモグラフィと超音波検査の併用が有効であることが明らかになっています（38頁）。マンモグラフィと違って放射線の被ばくもないため、妊娠中の人でも検査を受けられるというメリットもあります。

50代以降だからマンモグラフィだけで十分とはいえません。閉経が遅い人、授乳経験がない人などは乳房の張りが失われていないこともあります。乳房の状態によっては、2つの検査を併用することで正しい診断に結びつきやすくなります。

超音波検査の特徴と受け方

乳腺が密なら超音波検査のほうが見つけやすい。
マンモグラフィとの併用で見落としを防ぐ

超音波検査

超音波を体に当て、臓器の形や組織の状態で超音波が変化する。変化したエコー（反射波）を受信し、画像化して診断する

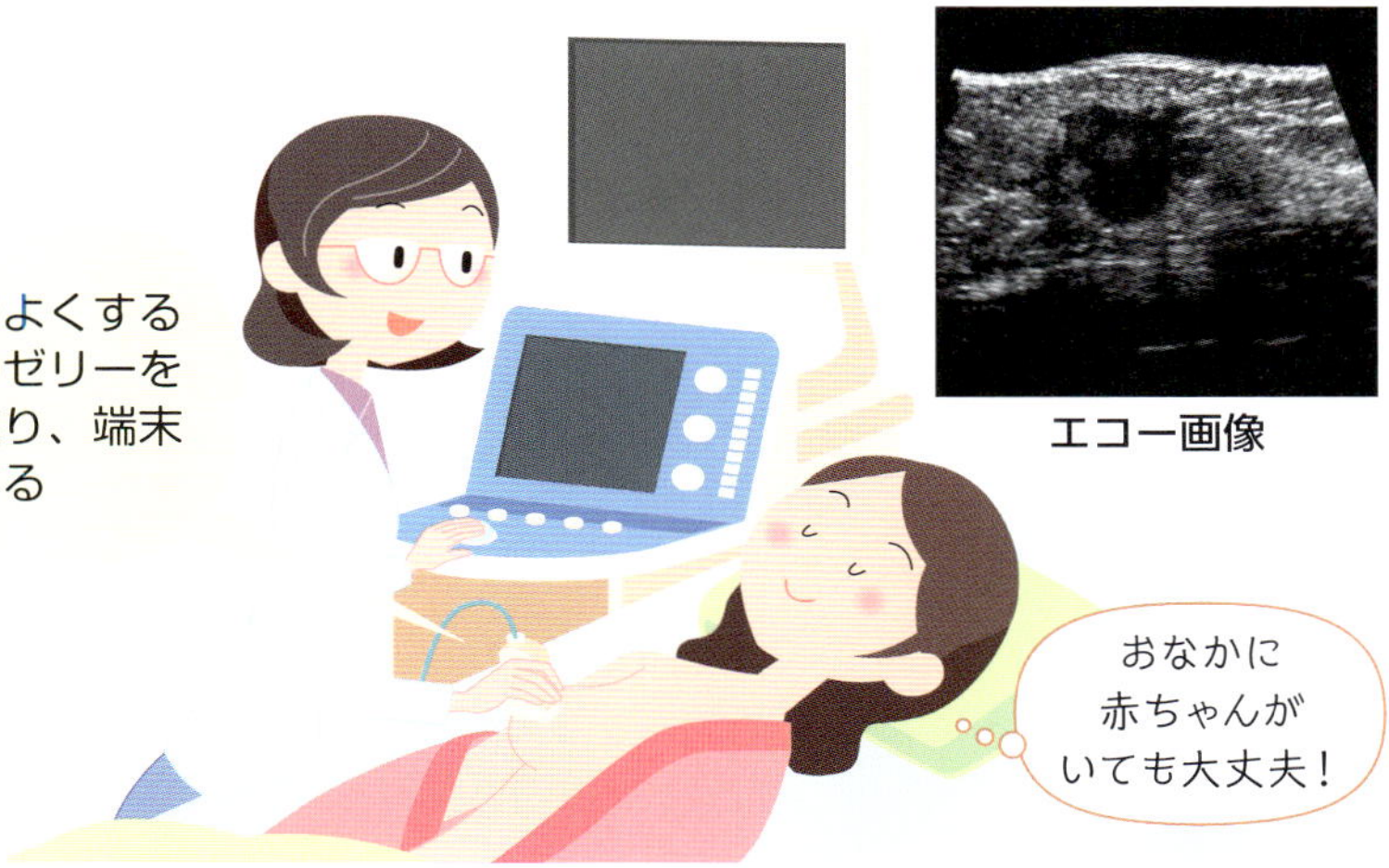

エコー画像

滑りをよくするためのゼリーを胸に塗り、端末を当てる

組み合わせ方の目安

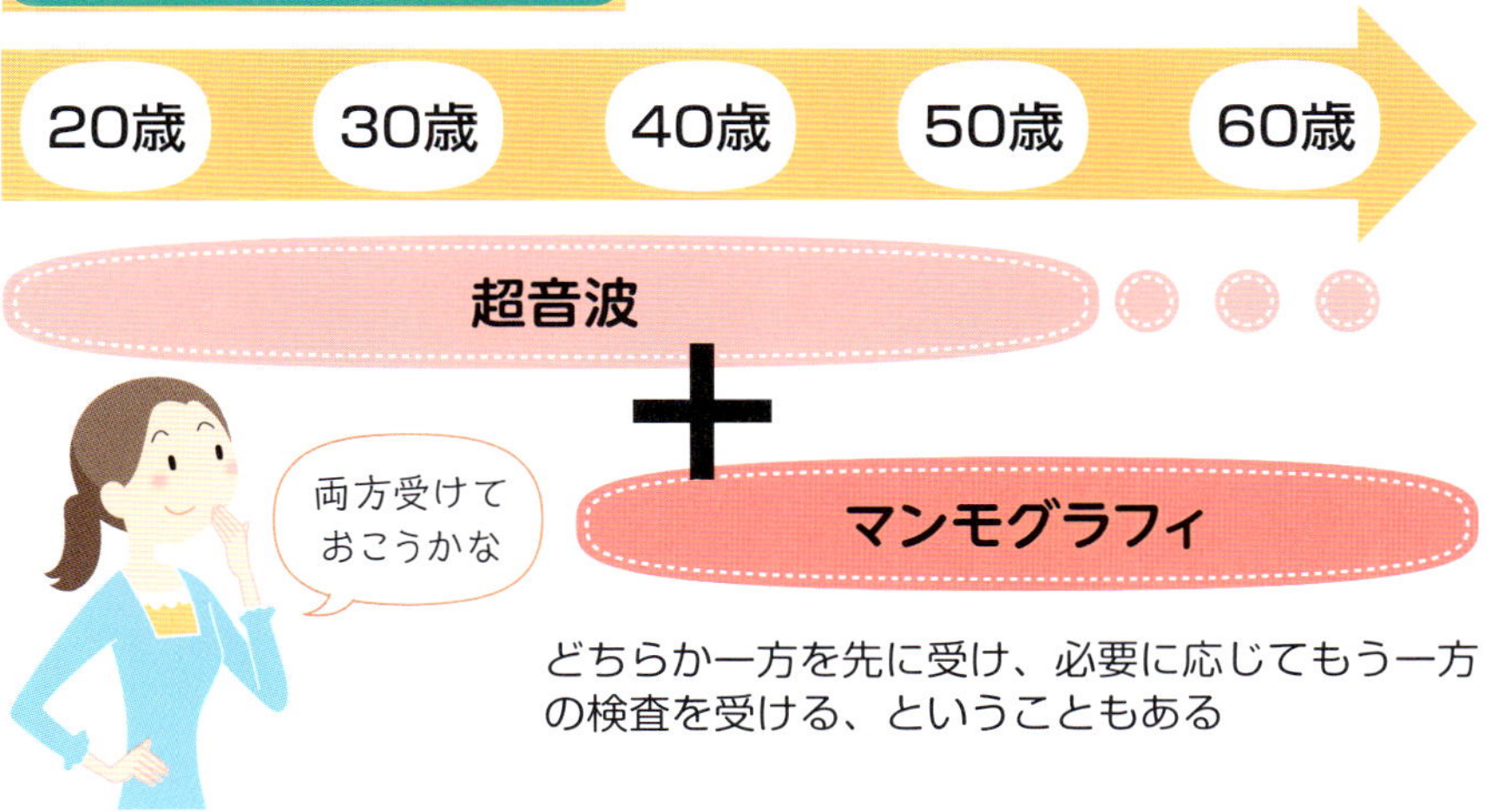

どちらか一方を先に受け、必要に応じてもう一方の検査を受ける、ということもある

column

更年期障害のホルモン補充療法は慎重に

40代も半ばを過ぎ、月経不順が目立ち始めるようになると、そろそろ更年期の始まりかもしれません。女性ホルモンの分泌量が減ることでさまざまな心身の不調に悩まされることがあります。

ほてりやのぼせ、倦怠感、イライラしたり、急にドキドキしたり（頻脈）、関節のこわばりを感じたり、骨密度が低下するなど、生活に支障がなければ「更年期症状」、支障がある場合は「更年期障害」といわれます。

更年期障害の治療方法のひとつにホルモン補充療法があります。その名のとおり、減少した女性ホルモン（エストロゲンとプロゲステロン）を飲み薬や貼り薬などで外部から補い、症状をやわらげていく治療法です。

しかし、エストロゲンとプロゲステロンの併用療法が普及するにつれ、長く受け続けることが、乳がんの発病リスクの１つであることがわかってきました。日本よりホルモン補充療法が普及していた欧米では、不要な治療を控えることが乳がんの減少につながっていると考えられています。また、乳がん以外に、脳卒中、血栓症などのリスクが高まることも報告されています。

ですから、安易に女性ホルモンを補充する治療はおこなわないほうがよいでしょう。受けようというときも主治医とよく相談してください。治療を始めたら、今まで以上に定期的な乳がん検診をしっかり続けることも大切です。

なお、乳がんの治療中、更年期症状と似た症状が現れることがありますが、ホルモン補充療法は受けられないため、別の方法で対応していきます（110頁）。

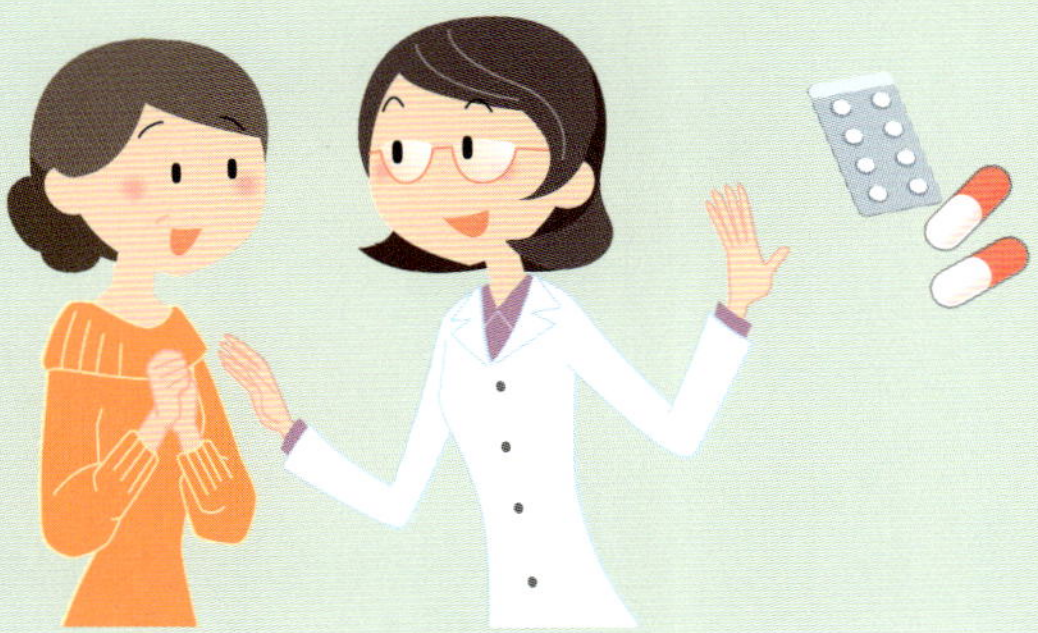

第2章

正しい診断で治療方針を決める

乳がんの告知に動揺しない人はいないでしょう。しかし、これから完治に向けた取り組みを始めるのですから、嘆いてばかりはいられません。自分にとって最善の治療を進めるために、乳がんのこと、とりわけ自分の乳がんの状態を正しく知ることが大切です。

「乳がんの疑いあり」といわれたら

乳がんの診断・治療は乳腺外来のある所へ

検診で異常を指摘されたり、セルフチェックで気になることを見つけたりと、不安な思いをかかえているときにまずしなければならないのは、きちんと診断を受けることです。乳がんと似た症状の病気はいろいろあり、良性の乳腺の病気である場合も少なくありません。不安な日々を過ごすより、早めに受診しましょう。

受診先は、乳房の病気を専門に診ている医療機関を選んでください。診療科名としては、「乳腺外科*」か「乳腺科」、もしくは「外科」になります。女性の病気だからと、「産婦人科」や「婦人科」を思い浮かべる人もいるかもしれませんが、これらの科で乳房の診療をトータルにしているところはありません。

インターネットで近隣の医療機関を探す場合は、通いやすさだけでなく、日本乳癌学会が認定する乳腺専門医がいる医療機関かどうかもひとつの基準になります。同学会のホームページでは、乳腺専門医のリストとともに認定施設・関連施設も掲載されていますので参考にするとよいでしょう（54頁）。認定施設は、常勤の乳腺専門医がいる専門性の高い医療機関であり、関連施設は乳腺専門医の指導のもとで乳がんの診療をおこなっている医療機関です。治療先は診断後に改めて検討してもかまいません。

まずは問診、視触診、マンモグラフィや超音波検査などがおこなわれます。検診で要精密検査とされた場合も、再度、同様の検査をおこない指摘の内容を確認します。その結果、がんの疑いが強いと判断されれば、がんかどうかを特定するための検査に移ります。がんと確定したら、治療方針を決めるためにさらに各種の検査を受けることになります。

用語解説 乳腺外科　乳房の病気を専門とする外科。内科的な治療も多いため、「乳腺科」と称する施設も。検査、診断はクリニックでも可能だが、手術や放射線療法、薬物療法などさまざまな治療の可能性があるため、それらが可能な病院で受ける。

検査・診断までの流れ

気がかりな症状があるときや、乳がん検診で精密検査を受けるように指示されたら、乳腺外来で詳しくチェック。乳がんかどうか、早めに診断を受ける

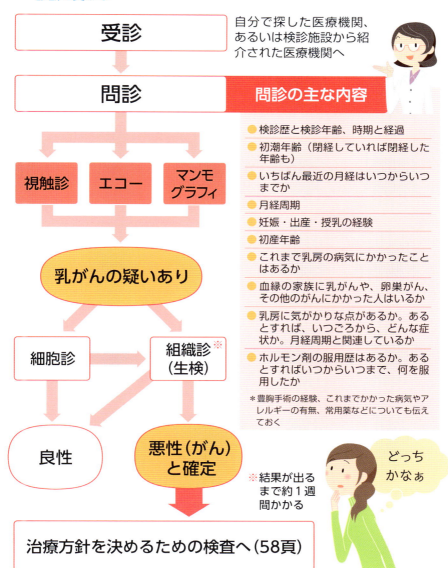

受診

自分で探した医療機関、あるいは検診施設から紹介された医療機関へ

↓

問診

↓

視触診 / **エコー** / **マンモグラフィ**

↓

乳がんの疑いあり

↓

細胞診 → **組織診※（生検）**

細胞診 → 良性 ／ 悪性（がん）と確定

組織診（生検） → 良性 ／ 悪性（がん）と確定

良性

悪性（がん）と確定

↓

治療方針を決めるための検査へ（58頁）

※結果が出るまで約1週間かかる

問診の主な内容

- 検診歴と検診年齢、時期と経過
- 初潮年齢（閉経していれば閉経した年齢も）
- いちばん最近の月経はいつからいつまでか
- 月経周期
- 妊娠・出産・授乳の経験
- 初産年齢
- これまで乳房の病気にかかったことはあるか
- 血縁の家族に乳がんや、卵巣がん、その他のがんにかかった人はいるか
- 乳房に気がかりな点があるか。あるとすれば、いつごろから、どんな症状か。月経周期と関連しているか
- ホルモン剤の服用歴はあるか。あるとすればいつからいつまで、何を服用したか

＊豊胸手術の経験、これまでかかった病気やアレルギーの有無、常用薬などについても伝えておく

細胞診であたりをつけ、組織診で確定

視触診および画像診断（マンモグラフィ検査／超音波検査）で乳がんの疑いが否定できなければ、しこりなどの病変から細胞や組織を採取し、染色して顕微鏡で確認します。乳頭からの分泌物中の細胞を調べることもあります。

簡便におこなえるのは、エコー（超音波）ガイド下穿刺《せんし》吸引《きゅういん》細胞診です。病変部分に細い注射針を刺し、吸い出した細胞を観察して良性・悪性の判断をします。麻酔の必要もなく負担は少ない検査ですが、確定診断にはなりません。また病変が小さかったり、硬すぎたりすると、十分な量の細胞がとれないことがあります。その場合もう一度細胞診をするか、組織診をおこないます。細胞診の意義は良悪性のあたりをつけて、不要な組織診を避けることにあります。

組織診は「太針生検」ともいいます。採取する量は細胞診にくらべると多くなりますが、通常、乳房を切開するようなことはなく、やはり針を刺すだけなので「針《はり》生検」と呼ばれます。ただ、組織を切り取るしかけのついた太い針を使いますので、局所麻酔をしたうえで検査を受けることになります。針を刺した部分に小さな傷はできますが、圧迫して止血するだけでよく、縫合の必要性はありません。

組織の切り取り方は主に2つあります。針先についた内刃を使う方法と、吸引装置のついた針を使う方法です。単に針生検といえば前者を指すことが多く、吸引式の生検は、器具の商品名からマンモトーム生検やバコラ生検と呼ばれています。

吸引式針生検は、通常より広い範囲の組織をとることができるため、画像検査で見つかった病変が非常に小さい場合でも、悪性かどうかを調べやすくなります。通常はマンモグラフィか超音波の画像で病変の位置を確かめながら組織を採取します。

細胞診、組織診ともに外来での検査が可能で、検査後1週間程度で結果がでます。

がんかどうかの目安をつけるための

視触診、画像検査で乳がんの疑いが否定できない場合には、病変の細胞や組織を採取して調べる細胞診、組織診をおこない、がんかどうかを確定する

細胞診

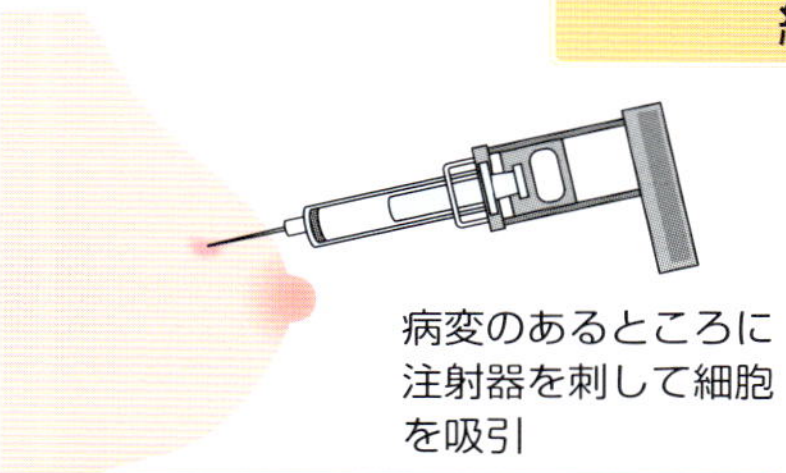
病変のあるところに
注射器を刺して細胞
を吸引

穿刺吸引細胞診(多くはエコー下で)
吸引した細胞を顕微鏡で確認

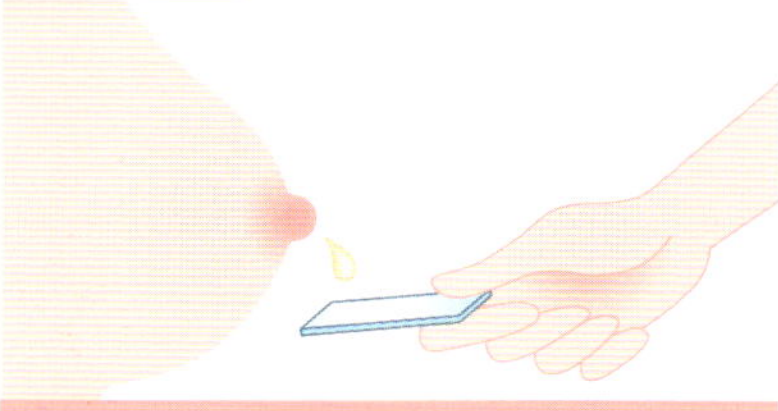

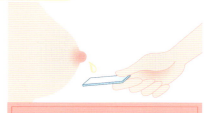

分泌液細胞診
乳頭分泌物中の細胞を調べる

細胞診や画像検査で明らかに悪性だったり、細胞診で悪性が否定できなかったりした場合は・・・

組織診

組織診は、がんの場合、その性質まで詳しく知ることができます

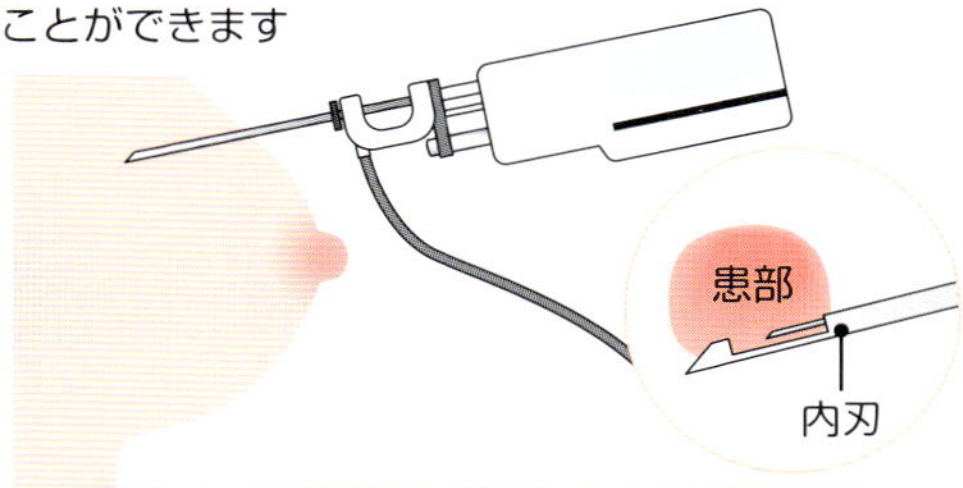
患部
内刃

針生検(多くはエコー下で)
局所麻酔で針を刺して組織を採取。縫う必要はない

寝た姿勢または座ってマンモグラフィ撮影を受ける

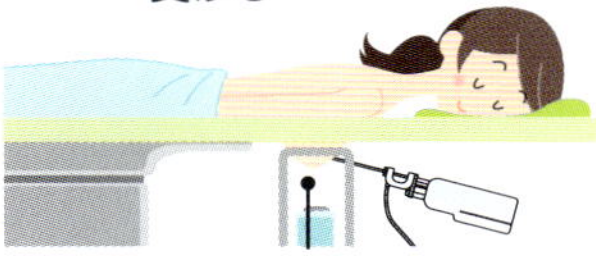

局所麻酔下で太めの針を入れ、吸引をかけて組織をとる

吸引式針生検
画像で病変を確認しながら組織をとる

細胞診、組織診とも外来検査が可能です。この検査によって、がんが刺激されて増えたり、広がったりする恐れはありません。

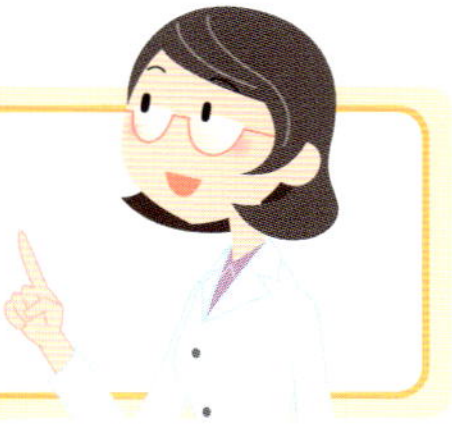

線維腺腫《せんいせんしゅ》

　乳房にできる良性の腫瘍の一種で、コロコロとよく動きます。20 ～ 40 代の人に多くみられます。

　マンモグラフィや超音波検査などの画像検査や細胞診で線維腺腫と診断されれば、がん化するおそれはないため特別な治療は必要ありません。通常、2.5cm 程度までで成長が止まります。どんどん大きくなるようなら、局所麻酔で腫瘍のみを切除することもあります。

　とくに大きさに変化がなければ、様子をみるだけで大丈夫。閉経後は増大することはまれです。

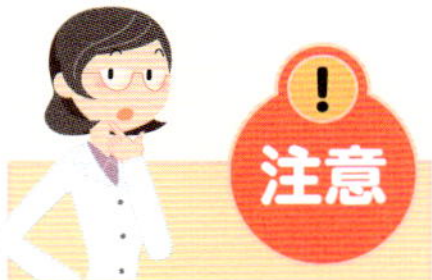

急激に大きくなっていく場合には葉状腫瘍（下記）の疑いもある

葉状腫瘍《ようじょうしゅよう》

　線維腺腫によく似たしこりができますが、急激に大きくなるのが特徴です。大半は良性の腫瘍ですが、なかには良性とも悪性ともいえないものもあるため、通常は手術で腫瘍を完全に切除します。

　腫瘍だけを取り除いた場合、周囲の組織に再発しやすく、再発をくり返すうちに悪性化（葉状肉腫もしくは悪性葉状腫瘍と呼ばれている）していくものもあるため、腫瘍のまわりの正常組織も含め、少し広めに切除するのが基本です。腫瘍が巨大な場合には、乳房全体を切除する手術が必要になることもあります。

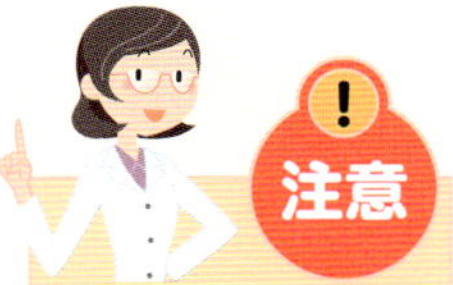

乳がんではないが、手術は受けておいたほうがよい

乳がんと間違いやすい病気のいろいろ

画像検査や細胞診・組織診で「良性の病気」とわかれば、とりあえずは安心。しかし、その診断は今ある症状に対するもの。新たに気になる症状が現れた場合には、改めて検査を受けることが必要

乳腺症《にゅうせんしょう》

乳房のしこりや腫れ、痛みなどがあり、検査をした結果、乳がんではなかったという場合の総称です。細胞や組織をとって調べる病理診断では、より厳密な定義がありますが、診断のポイントは「腫瘍ではない」ということです。のう胞（水がたまる）もこの中に含まれます。

乳腺症によるしこりは境界のはっきりしない平らで硬いものが多く、押さえると痛みを感じることが大半です。しこりや痛みの多くは、月経前にひどくなり、月経後に軽くなります。とくに治療はしませんが、痛みが強い場合には鎮痛薬などが処方されることもあります。閉経後は自然に改善することがほとんどです。

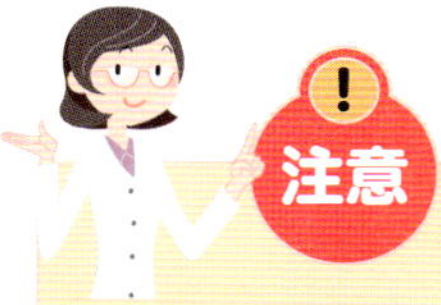

月経周期に関係のないしこりや腫れ、血液のような乳頭分泌物があれば、乳がんではないか詳しく調べることが必要

乳腺炎《にゅうせんえん》

乳腺炎の多くは、細菌感染によって乳腺に炎症が生じる病気で、授乳期によく生じます。乳房が赤く腫れ、痛みやしこりができ、ときには高熱がでることもあります。

授乳期の乳腺炎の多くは、母乳が乳腺内にたまって炎症を起こす「急性うっ滞性乳腺炎」です。授乳期ではなくても、乳頭がもともと陥没している場合などは、授乳期ではなくとも乳頭から乳腺内に細菌が入り込んで炎症を起こす「化膿性乳腺炎」が生じることもあります。

注射器で膿を吸い出したり、抗菌薬で治療するほか、切開して膿を出す場合もあります。

痛みがないのに乳房が赤く、腫れたようにみえる場合は要注意。炎症性乳がん（22頁）の疑いがある

乳がんの診断がついたら

不安なのはみな同じ。まずは落ち着こう

乳がんの場合、ほとんどの患者さんは治療に入る前にがんの告知を受けます。「乳がんです」という知らせは簡単には受け止めにくいものでしょう。不安な気持ちにさいなまれることでしょう。しかし、乳がんはかなり高い確率で治ります。再び元気に生活できる人がほとんどですので、心を落ち着けてください。

「一刻も早く治療を始めたい」とあせる気持ちもあることでしょう。ただ、乳がんの多くは進行が遅く、乳房の中に生じた1個のがん細胞が1㎝のしこりをつくるまでには7～8年以上かかるといわれています。今日明日中に治療を始めなければ、どんどん進行していくという病気ではありません。検査結果を聞き、自分の病状について十分に理解してから、どの病院で、どのような治療を受けていくかじっくり考えましょう。

乳がんは、からだの表面近くにがんが発生するため、病変の位置や大きさが理解しやすい病気です。しかし「病変を切れば治療はおしまい」というわけにはいかず、治療後、乳房の形が大なり小なり変わることも受け止めなくてはなりません。つらい現実を前に気持ちが落ち込むこともあるのは当然です。ただ、つらさ、悲しさも含めて患者さん自身が自分の病気のことをよく理解して受け入れ、前向きに治療に取り組むほど、この先の経過が良好になることもわかっています。

告知は「終わり」ではなく「始まり」です。ひとりで悩みをかかえすぎず、身近な人につらい気持ちを吐き出してみること、経験者の話などを聞くことなども、次に進む助けになるでしょう。

用語解説　乳腺専門医　乳腺の病気について、専門的な知識と豊富な治療経験・実績をもつと日本乳癌学会が認定した医師。乳腺専門医や認定施設・関連施設のリストは同学会のホームページで閲覧できる（http://jbcs.gr.jp/search-jbcs/）。

告知を受けたあとにするべきこと

がんを告知されてつらく感じない人はいない。しかし、告知はこれからの取り組みに向けた第一歩。病気のことを学び、積極的に治療に取り組むことが大切

1 気持ちを落ち着かせて話を聞く
（頼りになる家族や友人とともに説明を聞くことを勧めます）

- メモを取りながら診断を聞く
- わからないことは質問する

2 不安な気持ちを人に聞いてもらうと次に進む助けになる

- 家族や友人と話をする
- 患者の会などで、経験者に相談する

3 治療を受ける病院を決める

- 乳腺専門医*のいる病院を選ぶ（専門医のいる病院で診断を受けた場合は、そのまま治療に進むことも多い）
- 診断を受けたクリニックや病院から紹介を受けたり、自ら希望するほかの病院を紹介してもらう。セカンドオピニオンを受けることもできる

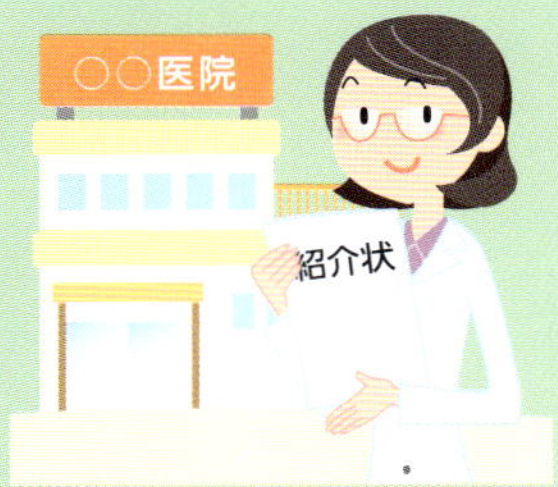

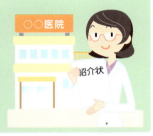

4 信頼できる情報にアクセスする　3と並行しておこなう

- 自分自身の乳がんの病状について整理する
- 乳がんの全般的な情報および治療に関する情報を信頼できるソース*を用いて集め学ぶ

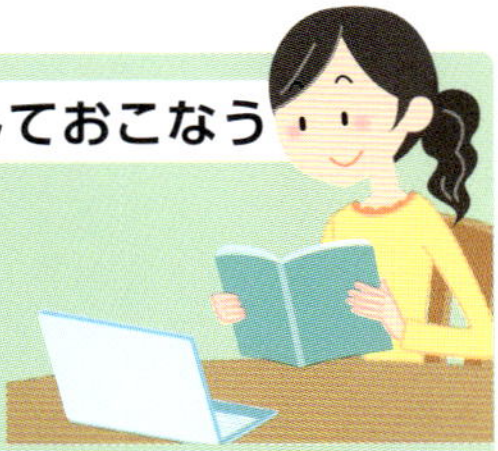

日本乳癌学会ホームページでは、患者さん向けガイドラインが公開されている

＊はんらんする情報の質を見極めずに手当たりしだいにアクセスすることは危険。どのように検証されたものなのか、信頼性がどのように担保されているのか医療者に聞いてみよう。

乳がんの治療には多くの選択肢がある

乳がんは、手術と薬物療法、手術方法によっては放射線療法を組み合わせて進めるのが基本です。がんの状態によっては手術だけ、あるいは薬物療法だけで対応していくこともありますが、多くは手術と薬物療法を併用していくことになります（68頁）。

ただ、手術といっても、乳房を残すか切除するかという大きく2つの方法がありますし、切除した場合には乳房を再建するか、再建するとしたらどのような方法でおこなうかなど、多くの選択肢があります。薬物療法で用いる薬や、手術と薬物療法の順番などについても検討の余地があります。

もちろん、どんな組み合わせでも効果が同じということではなく、がんの状態などによって最適と考えられる方針はある程度決まります。たとえば、がんの進みぐあいによって治療の流れや手術方法は変わりますし、どんな性質のがんかで効果的な薬は異なります。患者さんの状態によっては選択しにくい治療法もあります。ですから、まずは「あなたのがん」と「あなたの状態」について詳しく調べていく必要があります。

乳がんにかぎらず、すべての医療行為は、医師が科学的根拠に基づいた情報を提供し、患者さん自身が治療方針を選ぶというインフォームド・コンセント（72頁）という考え方をもとに進められていきます。患者さん自身が「このような治療を受けたい」という考えをもつことは大切です。その前に自分の病気のことを客観的に理解しておくことも重要です。患者さん自身が乳がんという病期の現状（総論）を理解することで、自身の乳がんの状態（各論）を把握しやすくなり、主体的に治療を選択することができるようになります。がんの状態は、手術後の組織を調べないとわからないこともあります。新たな情報が判明したら、その都度、主治医と話し合い、「次の手」を考えていきましょう。

治療方針決定に必要な情報

乳がんとわかったら、どのような方針で治療にのぞむかを決める。
そのためには、がんの状態や、体の状態、患者さんの希望などを
総合的に判断する必要がある

がんの進行度に関するもの

- しこり（腫瘍）の大きさ
- がんの広がり
  （わきの下や鎖骨周辺のリンパ節への転移の有無）
- 他臓器への転移の有無
- 病巣の数、位置、乳房内での広がり

治療の流れや手術方法を決めるのに必要な情報

がんの性質に関するもの

- ホルモン受容体の有無（64頁）
- HER2の有無（64頁）
- がんの増殖能力（64頁）
- がんの悪性度（グレード1～3）（96頁）

手術後にどのような薬剤を使うかなどを決めるのに必要な情報。手術で切除したがん細胞の病理検査を経て得られる情報もある

患者のからだの状態

- 年齢
- 閉経前か閉経後か
- 遺伝性乳がんの可能性（78頁）
- 妊娠中か否か
- 膠原病《こうげんびょう》の有無
- その他の合併症
- アレルギーの有無

妊娠中だったり、ある種の膠原病があると放射線療法がおこなえないため、標準の乳房温存手術は適応外となることがある

患者の希望

- 乳房の傷の位置
- 乳房の温存を希望
- 乳房の再建を希望
- 妊娠を希望
- 再発リスク低減を優先させたいか
- 美容を優先させたいか
- 就労や介護との両立
- 治療期間や治療費

など

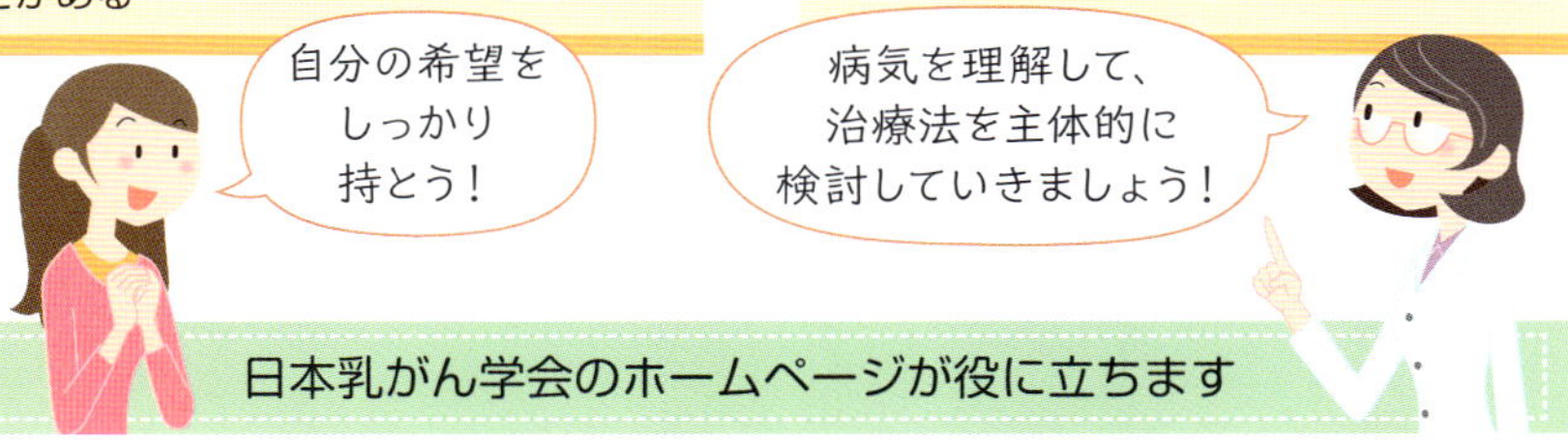
自分の希望を
しっかり
持とう！
病気を理解して、
治療法を主体的に
検討していきましょう！

日本乳がん学会のホームページが役に立ちます

治療の前におこなう検査

乳房の状態、全身への広がりを確認

細胞診や組織診でがん細胞の存在が確かめられ、乳がんであると診断されたあとは、最適な治療方針を決めるために各種の検査をおこなっていきます。

まず調べなければならないのは、がんがどの位置にあり、どれくらい大きくなっているのか、明らかな転移がみられるかどうかです。がんの大きさや転移の有無などを明らかにすることで、がんの進行度（62頁）がわかります。どのような検査法を用いるかは医療機関によって異なりますが、一般的には超音波検査やCT（コンピュータ断層撮影）、MRI（磁気共鳴画像診断）などが実施されます。

超音波検査では、主に乳房周囲のリンパ節の形や大きさを見ます。リンパ節転移（60頁）が疑われる場合には、細胞診で転移の有無を確認します。

乳房の病変の位置や広がり、乳房から離れたところに転移がみられるかどうかを調べるには、CTやPET-CTが有用です。CTはX線を利用して、からだの断面を撮影する検査です。*造影剤を使えば、さらに詳細な情報が得られます。がんが栄養補給のためにつくりだした新しい血管（新生血管）に造影剤がとりこまれる様子から、がんの位置、病変の広がりを正確に把握しやすくなります。

MRIは電磁波を利用した撮影法で、マンモコイルという専用装置をMRI機器に設置しておこないます。患者さんはうつぶせになり、マンモコイルに開いた2つの穴に乳房を差し込んだ姿勢をとって撮影することで、より精密な画像を得られます。

これらの検査結果は、手術で乳房を残すか、乳房全体を切除するか、あるいは手術前に薬物療法をおこなうかなどを決めるうえで役立ちます。

用語解説

造影剤　CTやMRI検査の際、特定の臓器を鮮明に映し出すために投与される薬剤。乳がんでは、静脈注射（点滴を含む）のほか、マンモグラフィ撮影時に乳頭から乳管に投与されることもある。

手術前におこなう画像検査

乳房内の様子や、乳房周囲のリンパ節、全身の状態などをチェックするために、超音波検査やCT、MRIなどの検査をおこなう

MR（磁気共鳴画像診断）マンモグラフィ

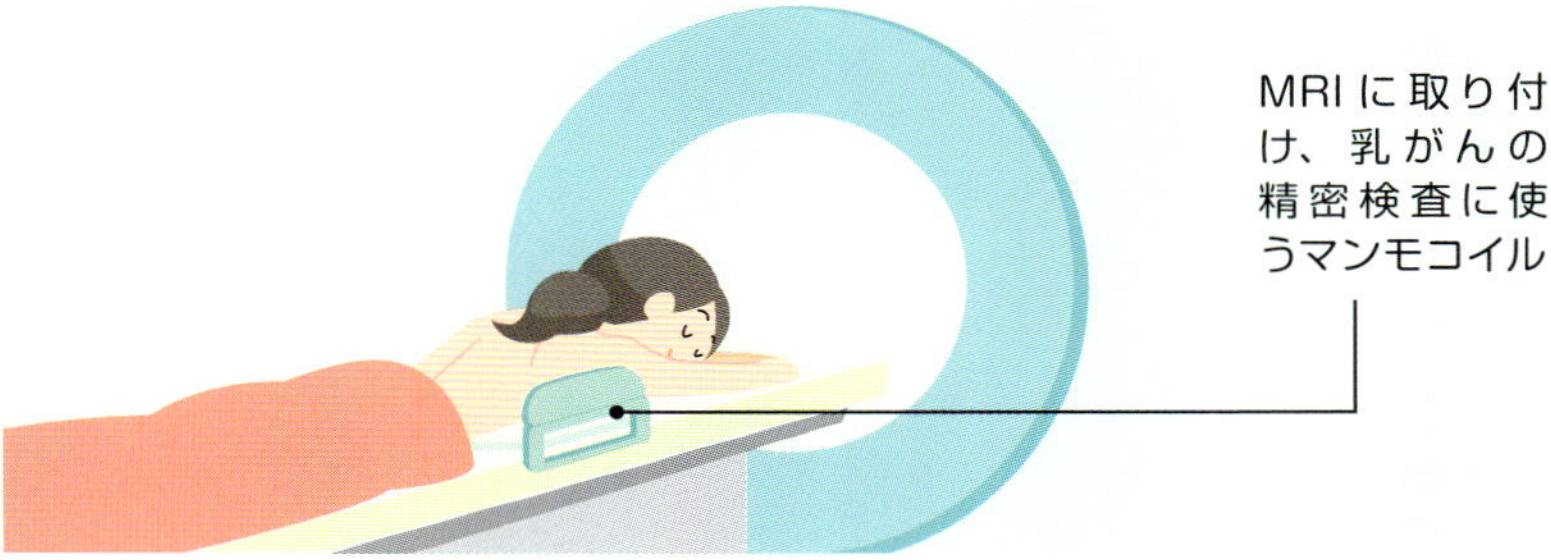
MRIに取り付け、乳がんの精密検査に使うマンモコイル

寝台にあいた穴に乳房を差し込むようにしてうつぶせになり、乳房のMRI撮影をする。電磁波を乳房の近くでキャッチするため、一般のMRIよりも乳房の内部の状態が精密に映る。疑陽性が多いので、一般のスクリーニングには向かないが、乳がんと診断された後に病巣の広がりを判断するのに用いられる

CT（コンピュータ断層撮影）

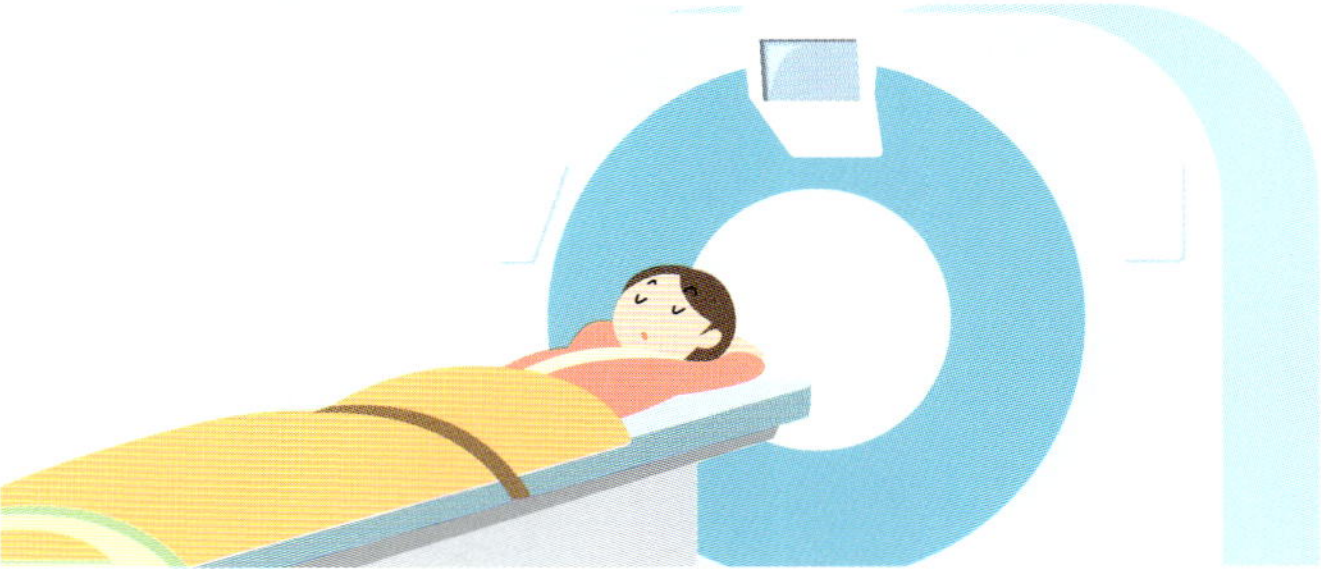

X線カメラで輪切りするようにからだの断面を撮影。微小転移は抽出できないが、mm単位以上の病変が検出できる。より精密な検査法としてPET-CTや造影CTがある

リンパ節転移の有無を確認する

体液が流れるリンパ管には、ところどころに豆のようなふくらみがあります。これがリンパ節で、免疫細胞が集まる体液の濾過《ろか》装置のような役目を果たしているところです。リンパ節は、乳房周辺の胸骨《きょうこつ》や鎖骨《さこつ》のそば、わきの下に多くみられます。このうち、わきの下のリンパ節は腋窩《えきか》リンパ節といい、乳がんで最初の転移が起きやすいところです。

術前の画像検査と細胞診でリンパ節転移があるとわかれば、手術で乳房のしこりを切除する際に、腋窩リンパ節をかき取る「腋窩リンパ節郭清《かくせい》」もいっしょにおこないます（94頁）。

しかし、術前の画像検査と細胞診だけでははっきりせず、実際の組織を調べなければ転移しているかどうかわからないこともあります。

ひと昔前は、リンパ節転移の有無が不明でも、乳がんの手術時には腋窩リンパ節郭清をおこなうのが標準的な治療法とされていました。ところが、この処置をおこなうとリンパ液の流れが滞って腕がむくむ症状（リンパ浮腫《ふしゅ》）が出やすくなってしまいます。「切除したリンパ節を調べてみたら実際には転移は起きていなかった」という人にとっては、生活の質を損なうだけの処置になっていたのです。

そこで現在は、必要のないリンパ節郭清はしなくなってきています。リンパ節転移があるかどうか術前に判断できない場合には、しこりの切除手術の際にリンパ節を最低1つだけ切除し、手術の途中で病理検査にまわして、がん細胞の有無を素早く診断するセンチネルリンパ節生検（94頁）をおこないます。この検査で陰性とわかれば、リンパ節郭清は省略されます。

センチネルリンパ節生検は術中におこなうのが一般的ですが、術前に、外来でおこなう医療機関もあります。その場合は、リンパ節郭清をするかしないかが術前に確定します。

乳房のまわりのリンパ節

乳房のまわりには多くのリンパ節がある。このうち、もっとも転移が起きやすいのが腋窩リンパ節。腋窩リンパ節は、３つのまとまりに分けられている

術前の画像検査で明らかにリンパ節転移があるとわかれば、薬物療法をしっかりおこなうことが勧められ、しこりの切除とともにリンパ節も取り除くことが勧められる

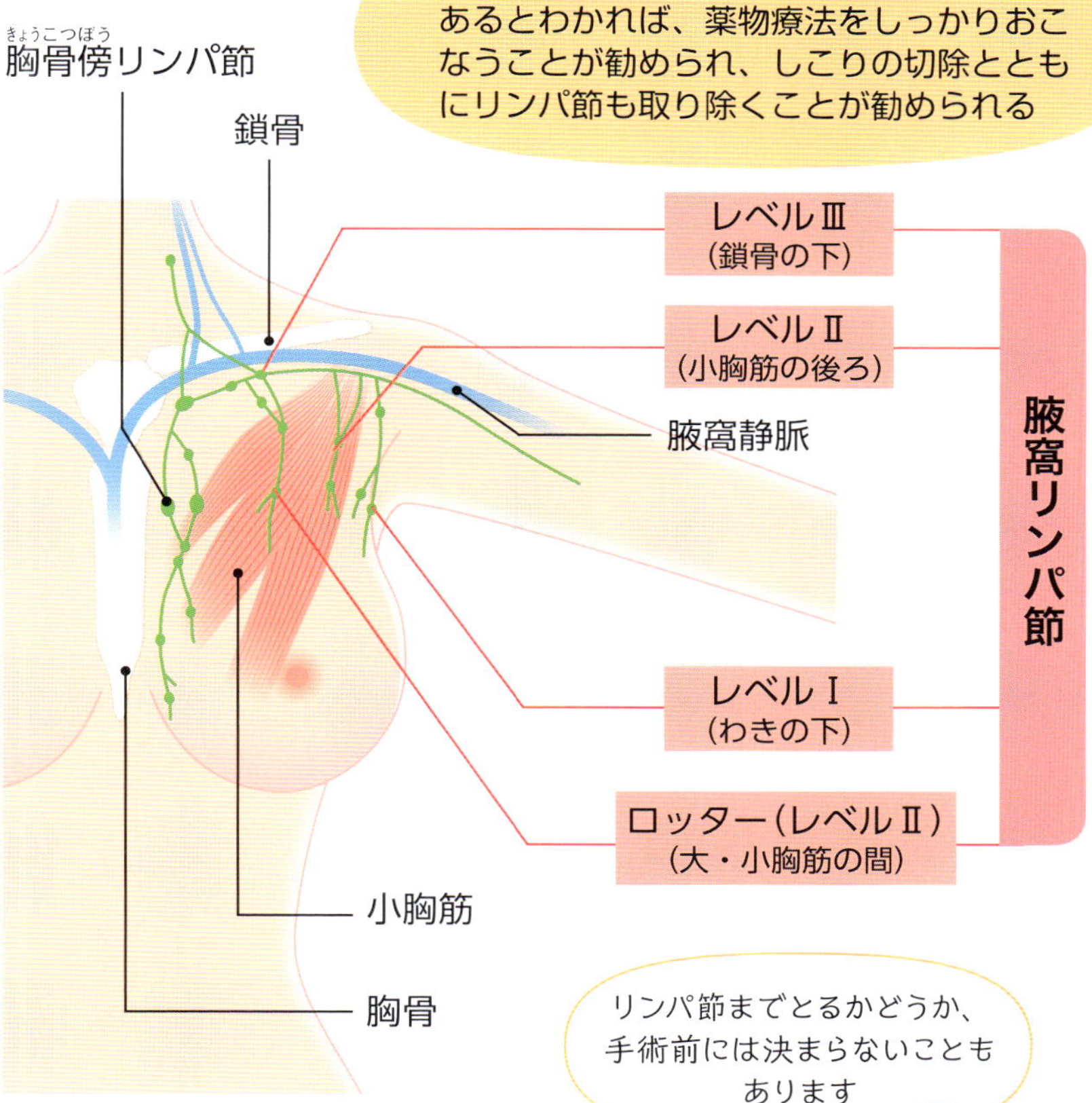

リンパ節までとるかどうか、
手術前には決まらないことも
あります

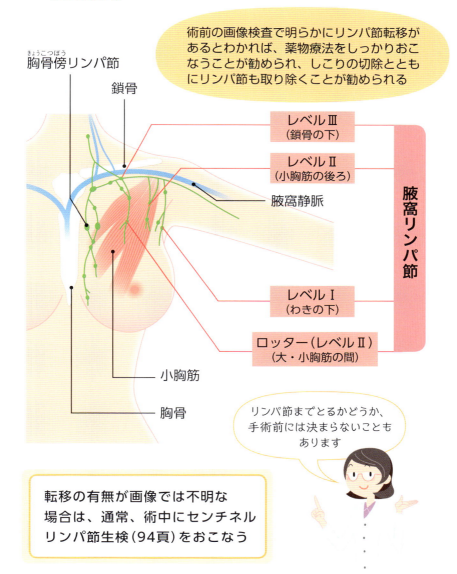

転移の有無が画像では不明な場合は、通常、術中にセンチネルリンパ節生検（94頁）をおこなう

乳がんの進行度を判定する

乳がんがどれくらい進行しているかで治療方針が変わります。まずは進行度を明らかにしておきます。がんの進行度はステージあるいは病期といわれます。乳がんのステージ（病期）は、「しこりの大きさ」と「リンパ節転移の有無」、「遠隔臓器の転移の有無」などから、大きく5段階に分けられます。

こうした病期分類は、しこり＝Tumor、リンパ節＝Node、遠隔転移＝Metastasisを軸にすることから、それぞれの頭文字をとって「TMN分類」と呼ばれます。

早期がんといわれるのは0期、Ⅰ期で、完治する見込みが高いといえます。とくに0期は、がんが発生部位にとどまっている非浸潤がんであり、そこだけを手術で取り除けば理論的には完治となり治療は終了です。また、Ⅰ期〜Ⅲ期までは手術と薬物療法を組み合わせて治療していくことになります。骨や肺など、乳房から離れたところにもがんの病巣がみられるⅣ期であれば、原則薬物療法のみで治療していくことも多くなります（薬物療法の重要性が高まるからです）。

実際の治療方針はステージだけで決まるわけではありません。がんのサブタイプ（生物学的特性66頁）によって科学的に証明されたもっとも治療効果の高いメニューが提示されますが、最終的には患者さんのからだの状態や希望を考えあわせて決めていきます。

なお、がんのステージは、各種の検査結果から判断される「臨床病期」と、手術で切除した組織を調べて決定する「病理病期」の2つがあります。2つの病期は一致するとはかぎりません。リンパ節転移やがんの浸潤の程度などは、術前の予測と組織を調べた結果が異なることもあるからです。病理病期が判明した結果、治療方針の見直しにつながることもあります。

用語解説　パジェット病　乳管に発生したがんが乳頭の方向に広がり、乳頭や乳輪にただれたような病変をつくる。乳がん全体の1〜2%。

乳がんの病期（ステージ）分類

乳がんの進みぐあいを示すのは病期（ステージ）分類。０～Ⅳ期まで、大きく5段階に分けられている

非浸潤がん	０期（ステージ０）		がんが乳管や小葉にとどまっている（*パジェット病を含む）
浸潤がん	Ⅰ期（ステージⅠ）		しこりの大きさが2cm以下で、腋窩リンパ節への転移がない。複数のしこりがある場合は、最大のものの大きさをはかる
	Ⅱ期（ステージⅡ）	ⅡA	しこりの大きさが2cm以下で、腋窩リンパ節への転移がある。または、しこりの大きさが2～5cmで、腋窩リンパ節への転移がない
		ⅡB	しこりの大きさが2～5cmで、腋窩リンパ節への転移がある。または、しこりの大きさが5cm以上で、腋窩リンパ節への転移がない
	Ⅲ期（ステージⅢ）	ⅢA	しこりの大きさが5cm以上で、腋窩リンパ節への転移がある。またはしこりの大きさが5cm以下でも、腋窩リンパ節に転移し、それらがくっついて固まっている（固定）か、胸骨傍リンパ節に転移がある
		ⅢB	しこりの大きさを問わず、皮膚や胸壁に浸潤している。鎖骨上下部のリンパ節に転移のない「炎症性乳がん」もここに含まれる
		ⅢC	しこりの大きさを問わず、腋窩リンパ節と胸骨傍リンパ節の両方に転移がある。または鎖骨上下リンパ節に転移がある
	Ⅳ期（ステージⅣ）		しこりの大きさ、リンパ節への転移を問わず、骨、肺、肝臓、脳など、離れた臓器に転移している

（日本乳癌学会編：臨床・病理 乳癌取扱い規約 第17版，金原出版，2012をもとに作表）

乳がんにはさまざまなタイプがある

組織を調べれば乳がんの性質がわかる

際限なく増殖を続け、放置すればいずれ転移していくという、がんの基本的な性質は、すべての乳がんに共通します。しかし、増殖・進行するスピードや女性ホルモンの影響の受け方などは、個々の乳がんによって異なります。がんの性質が違えば、効果的な薬物療法の進め方は異なります。近年、がんの性質に着目して乳がんを大きくは4つ、細かくは5つのタイプに分けるという考え方が世界的に広がっています。これをサブタイプ分類といい、がんの進行度（ステージ）と合わせて、適切な治療方針を決めていくための重要な目安とされています（66頁）。

がんの性質をさらに把握するために、がん細胞の遺伝子の発現状況を解析することもできます。しかし、遺伝子検査は費用もかさみ、把握できるがんの性格も限定的なものです。そこで実際には、針生検やマンモトーム生検など、乳がんかどうかを確定させるために採取した組織や、手術で切除した組織の様子を顕微鏡で詳しく観察する病理検査で、がんの性質を調べていきます。特殊な化学薬品を使い、がん細胞の増殖にかかわるたんぱく質（ホルモン受容*体やHER2《ハーツー》、ki《キー》67）を染色して、その有無や、発現の程度を確認していくのです。ホルモン受容体がみられれば、女性ホルモンの刺激を受けて増殖する性質のがんと判断できます。HER2、ki67が多くみられるがん細胞は、増殖する能力が高い、つまり進行のスピードが速めのがんと考えられます。治療薬の選択に重要な意味をもつのがHER2の有無です。たんぱく質が少なめな場合などは、たんぱく質の設計図である遺伝子の発現状況を調べる検査が追加されることもあります。

用語解説　受容体　特定の物質を受け取るために、細胞表面に現れているたんぱく質。特定の物質と受容体が結合することで細胞が刺激され、なんらかの反応が生じる。

がんの性質を確かめる方法

病理検査は、病変の組織を採取して詳しく調べる検査。手術をしたあとでないと正確にはわからないこともあるが、がんの性質は術前の検査でもおおよそのことはわかる

陽性の場合、褐色に染まる

ホルモンの感受性

ホルモン受容体の有無

ホルモン受容体があるがんは、女性ホルモンの刺激を受けて増殖する

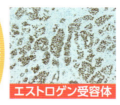

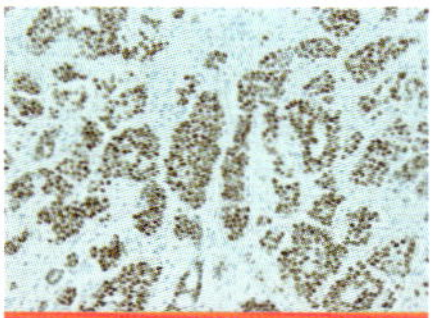
エストロゲン受容体

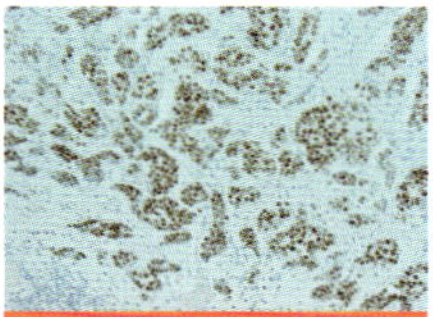
プロゲステロン受容体

がん細胞の増殖能

Ki《キー》67の程度

Ki67というたんぱく質が多くみられるがんは、増殖のスピードが速め

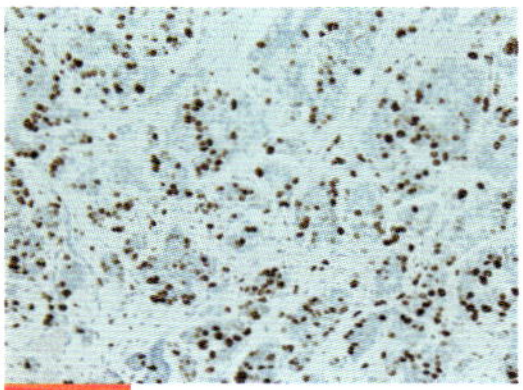
Ki67

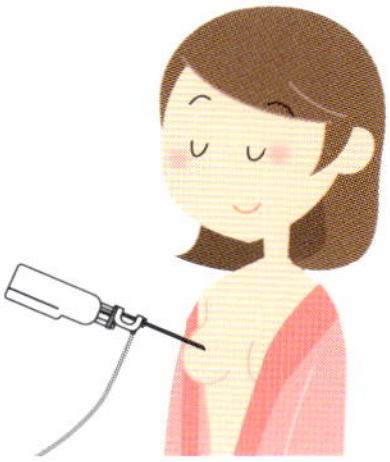

がん細胞を増殖させるたんぱく質の有無

HER2《ハーツー》の有無

HER2 というたんぱく質が過剰に現れているがんは、増殖しやすく、進行が速いと予測される

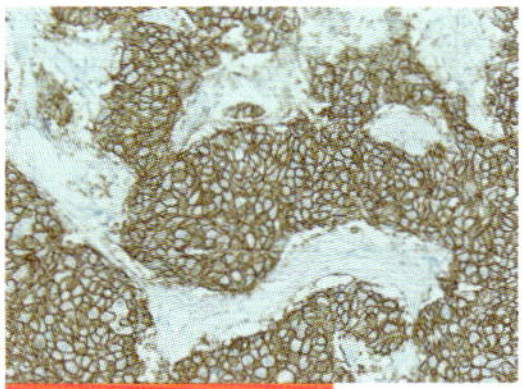
HER2たんぱく

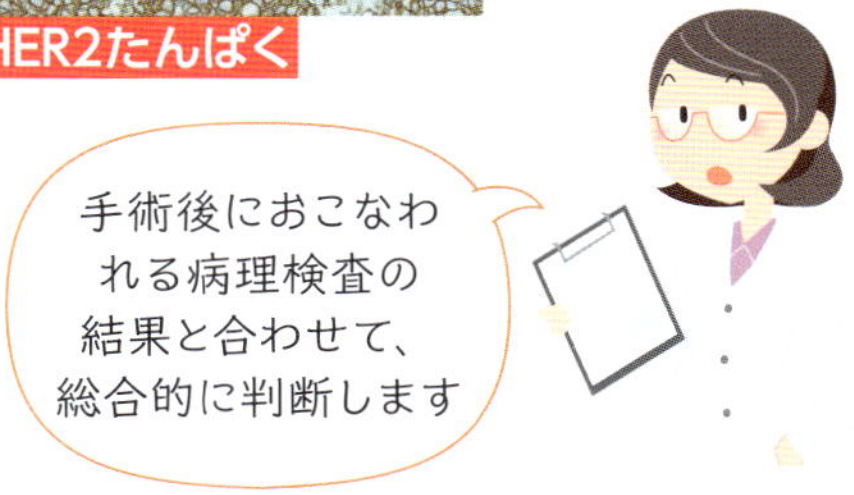
手術後におこなわれる病理検査の結果と合わせて、総合的に判断します

乳がんは５つのサブタイプに大別される

乳がんは、その性質から４つないしは５つのサブタイプに分類されます。

タイプ分けをするうえで、まず重要なのはホルモン受容体の有無です。

女性ホルモンにはエストロゲンとプロゲステロンがありますので、エストロゲン受容体（ＥＲ）と、プロゲステロン受容体（ＰｇＲ）の２つについて調べます。

ホルモン受容体陽性、すなわち女性ホルモンの影響を受けやすいタイプの乳がんはルミナルタイプと呼ばれ、乳がん全体の７～８割を占めます。基本的にはホルモン療法が有効といえます。

増殖能力の高さにより、ルミナルタイプはさらに３つに分けられます。

増殖能力の高さをはかる目安になるのが、ＨＥＲ２、あるいはＫｉ-６７です。ルミナルタイプのうち、これらのたんぱく質の発現が低いか、またはみられないものを**ルミナルＡタイプ**、どちらか一方でも発現が高いものを**ルミナルＢタイプ**といいます。

そして**ルミナルＢタイプ**は、ＨＥＲ２が高発現かどうかでさらに**ルミナルＢタイプ・ＨＥＲ２陰性**、あるいは**ルミナルＢタイプ・ＨＥＲ２陽性**に分けられます。

ホルモン受容体がない、すなわち女性ホルモンの影響を受けにくい乳がんもあります。このうちＨＥＲ２がみられるものは**ＨＥＲ２タイプ**とされます。

ＨＥＲ２が陽性のがんは、増殖能力が高いと考えられますので、ＨＥＲ２に的を絞った薬と抗がん剤をしっかり使って治療していくことになります。

なかには、ホルモン受容体が２つともなく、ＨＥＲ２も高発現していないがんもあります。

そうしたタイプは**トリプルネガティブ**といわれ、ホルモン療法やＨＥＲ２に的を絞った薬では効果がないと考えられるため、抗がん剤のみを使用します。

乳がんのサブタイプ

乳がんは、その性質から４つ、詳細には5つのタイプに分類可能。それぞれのサブタイプによって、効果的な薬剤の種類が変わってくる

		ホルモン受容体※1	HER2	Ki67※2	特徴
ルミナルAタイプ		陽性	陰性	低値	ホルモン受容体陽性乳がんの典型的なタイプ。女性ホルモンの影響で増殖するため、ホルモン療法が効果的。増殖能力は低いが、リンパ節転移が４個以上ある場合などは再発リスクが高くなるため、化学療法を追加することもある
ルミナルBタイプ	HER2陰性	陽性	陰性	高値	ホルモン療法が効果的だが、増殖能力が高いため、化学療法も追加することが多い
	HER2陽性	陽性	陽性	低〜高値	ホルモン受容体とHER2のどちらも陽性であるため、ホルモン療法、抗HER2療法ともに効果が期待できる。抗HER2療法には化学療法を併用する
HER2タイプ		陰性	陽性	―	ホルモン受容体をもたないため、ホルモン療法の効果は期待できない。抗HER2療法と化学療法を併用する
トリプルネガティブ		陰性	陰性	―	ホルモン受容体もHER2タンパクもないため、化学療法で対応していく

※1　エストロゲンの受容体と、プロゲステロンの受容体の２つを調べる。プロゲステロン受容体はエストロゲンがエストロゲン受容体と結合して伝わる信号によってできてくる

※2　Ki-67の判断基準は明確ではない。HER2タイプ、トリプルネガティブタイプは、増殖能力が高いことが明らかなため、Ki67の値はとくに参考にされない

定義

HER2陽性は、免疫染色法でHER2たんぱくが高発現しているか、遺伝子発現がFISH法で陽性とみなされるかで判断（112頁）

ホルモン受容体陽性は、染色法で１%以上の細胞が陽性の場合に判断

最善の治療方針を決めるために

治療法は「局所」と「全身」の組み合わせ

　乳がんと初めて診断されたあとにおこなわれる一連の治療を「初期治療」といいます。一方治療を終えたあと再び乳がんが生じた場合や、ほかの臓器に転移した場合におこなわれるのが再発・転移治療です。転移治療を受けずにすむためにも、初期治療は必ず受けるべきものです。

　初期治療の目的は乳がんを完治させること。乳がんの病巣そのものを取り除くための「局所療法」と、すでに生じているかもしれない目に見えないほど小さな転移（微小転移）を根絶するための「全身療法」の2本立てが基本です。

　局所療法の代表は手術療法ですが、乳房を残す手術方法を選択する場合には、手術療法に放射線療法を加えます。

　全身療法というのは、薬物療法のことです。小さながんの種は全身のどこかに散らばっていたとしても、どこかで根づいて増殖を始めないかぎり、病巣としてとらえることはできません。どこに到達しているかわからないがんの種が芽吹かないように、全身に作用する薬を使って根絶をはかるのです。

　局所療法と全身療法の組み合わせ方や、それぞれの具体的な治療内容は、がんの進行度やサブタイプなどによって違います。微小転移が起きている可能性がいちじるしく低いと考えられれば、局所療法のみで治療を終えることもあります。しこりが大きい場合は、まず全身療法で病巣を小さくすることを試みてから局所療法をおこなうこともあります。

　診断時、すでに離れた臓器に明らかな転移がみられる場合には、基本的にはできるだけ長期にわたり全身療法をしていくことになります。

局所療法と全身療法の２本柱が基本

乳房やリンパ節に対する局所療法と、乳房を超えて全身のどこかに目に見えない形で散っている可能性のあるがんの種を根絶するための全身療法を組み合わせ、再発を防ぎ、完治を目指すのが基本（理論上全身には散らばっていないステージ0と、全身に明らかにある転移の治療が優先されるステージⅣは、治療法が異なることになる）

乳がんの診断

ステージ0
- 原則しこりが触れない
- リンパ節転移もない

ステージⅠ
- しこりが小さい
- リンパ節転移がない

ステージⅡ～Ⅲ
- まずしこりを小さくしたい
- 炎症性乳がん

ステージⅣ
- 遠隔転移が起きている

局所療法
- 手術療法（88頁）
- 放射線療法（98頁）

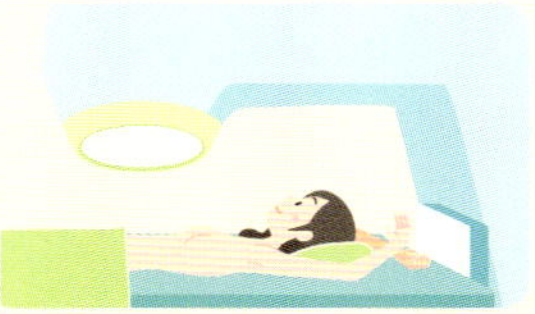

全身療法
- 薬物療法（102頁）

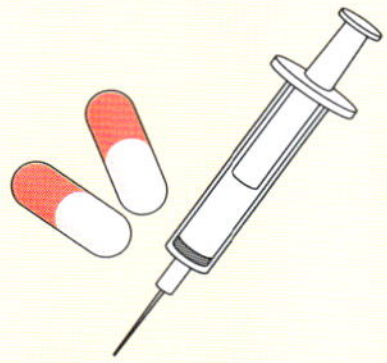

＜ステージ０＞
最終診断が非浸潤がんなら、原則として全身療法はおこなわない

＜ステージⅠ～Ⅲ＞
局所療法と全身療法を組み合わせて治療することが多い

＜ステージⅣ＞
薬物療法が有効ならば、長期にわたって薬を使い続けることになる

経過観察

乳がんの個性に合わせて対応する

薬物療法の内容を決める目安となるのが5つのサブタイプです（66頁）。

女性ホルモンの影響が強いルミナルタイプのうち、増殖のスピードが比較的遅いルミナルＡタイプは、多くの場合、ホルモン療法単独でよいとされます。ホルモン療法は、エストロゲンの影響を抑える薬を使う方法です（１０８頁）。ただ、リンパ節転移の数が多い場合などは、抗がん剤が必要になることもあります。

増殖能力の高いルミナルＢタイプは、ホルモン療法に抗がん剤を追加します。ルミナルＢのうち、ＨＥＲ２陽性のタイプであれば、攻撃の的をＨＥＲ２に絞った分子標的薬（１１２頁）と呼ばれるタイプの薬を使用する抗ＨＥＲ２療法も加えます。また、抗ＨＥＲ２療法には抗がん剤を組み合わせるのが初期治療の原則となります。

ルミナルタイプではない場合、ホルモン療法の効果は期待できません。HER2陽性なら抗がん剤と抗ＨＥＲ2療法、トリプルネガティブなら抗がん剤で対応していきます。ステージⅠ～Ⅲまでは、手術などの局所療法と組み合わせて、サブタイプに合わせた薬物療法を勧めます。薬物療法に用いられる薬には、さまざまな種類がありますが、初期治療で用いられるのは、限られたメニューです。臨床試験でこの時期に使用して完治を導いた率が高いものが勧められます。回数も用量も限定され、抗ＨＥＲ２療法は1年、ホルモン療法は5～10年継続します。一方、ステージ0、つまり浸潤していないことが明らかなら、通常サブタイプにかかわらず薬物療法はおこなわないでよいと判断できます。診断時にすでに遠隔転移があれば、乳がんの根絶を目指すのはむずかしくとも、できるだけ長く共存していく目的で、初期治療より多種類の薬物療法を、副作用と有効性をつねにチェックしながら継続的に実施します（１４８頁）。

病期・サブタイプ別おすすめの治療法

局所療法はがんの進み方によって、全身療法は乳がんのサブタイプによって適切な内容が違ってくる

化学療法＝抗がん剤

	ステージ 0	ステージ Ⅰ／ステージ Ⅱ／ステージ Ⅲ	ステージ Ⅳ
ルミナルAタイプ	手術のみ （ホルモン療法を追加することもある）	局所療法（手術±放射線） ＋ ホルモン療法	ホルモン療法※
ルミナルBタイプ・HER2陰性		局所療法（手術±放射線） ＋ 化学療法 ＋ ホルモン療法	ホルモン療法※ ＋ 化学療法※※
ルミナルBタイプ・HER2陽性		局所療法（手術±放射線） ＋ 化学療法 ＋ 抗 HER2 療法 ＋ ホルモン療法	化学療法※※ ＋ 抗 HER2 療法※※※ ＋ ホルモン療法※
HER2タイプ	手術のみ	局所療法（手術±放射線） ＋ 化学療法 ＋ 抗 HER2 療法	化学療法※※ ＋ HER2 療法※※※
トリプルネガティブ		局所療法（手術±放射線） ＋ 化学療法	化学療法※※

診断時にすでに遠隔転移がある場合の薬物療法では、乳がんに承認されているすべてのメニューが使用可能ですが、最初のがん（原発巣）のサブタイプに合ったもの、もしくは再生検された組織のサブタイプ（ときに変化していることがある）に合ったものになります。

※、※※、※※※：ステージⅢの薬物よりそれぞれ選択肢は多い。承認されている薬剤の種類が豊富

大切なインフォームド・コンセント

治療方針は、がんの状態などから機械的に決まると思っている方もいらっしゃるかもしれません。しかし、そう単純なものでもありません。

医師は、病状などをみながら、最善と考えられる治療法の内容や目的、コストや副作用、今後の見通しや再発の可能性などを教えてくれるでしょう。ただ、最善の選択は、患者さん自身が「いちばん大切にしたいこと」によって異なる可能性もあります。たとえば、「乳房のふくらみを失いたくない」という思いと「再発の可能性を少しでも減らしたい」という思いのどちらが強いかによって、選ぶべき治療方針は変わることもあるのです。

医師が十分な情報を提供し、患者さん自身が理解、納得し、同意したうえで治療方針を選ぶことをインフォームド・コンセントといいます。納得して治療にのぞむために欠かせないものといえます。

一方で、患者さんへの説明に、長い時間を費やせない状況にある医師が多いことも事実です。そのようななかで医師と十分なコミュニケーションをとるためには、日本乳癌学会のガイドラインや本書などを活用し、患者さん自身が病気に関する知識をもっておくことが大切です。医師との時間を有効に使うために、ある程度の知識が必要です。そのうえで、医師に聞きたいことはメモにまとめておきましょう。医師から病状や治療方針について説明を受けることで、事前にまとめておいた疑問点のいくつかは解消されると思います。解決できない疑問は、直接、問いかけてください。

納得のいく治療を受けるためには、医師と患者さんが互いに情報を伝え合い、会話を重ねることが重要です。自分自身の希望と医師の勧める治療が異なる場合には、よりていねいな対話が必要になるでしょう。「忙しそうだから」と遠慮して、あとで後悔するような事態は避けたいものです。

理解・納得のうえで治療にのぞむために

納得のいく治療を受けるためには、医師にすべてまかせるのではなく、患者さん自身の積極的な取り組みが必要

医師の役割

- 必要な情報をわかりやすく伝える
- 患者さんの気持ちを引き出す
- その患者さんにとって最善と考えられる治療方法を提案する

患者さんの役割

- 医師の説明をより理解できるように、準備しておく
  →家族や友人に付き添ってもらい、一緒に説明を聞く。
  →日本乳癌学会の診療ガイドライン患者版を見て、ある程度調べておく
- 気がかりなことを医師に伝える
  →メモを持参　→考えをまとめておく
- ほかの選択肢があるかを確認する

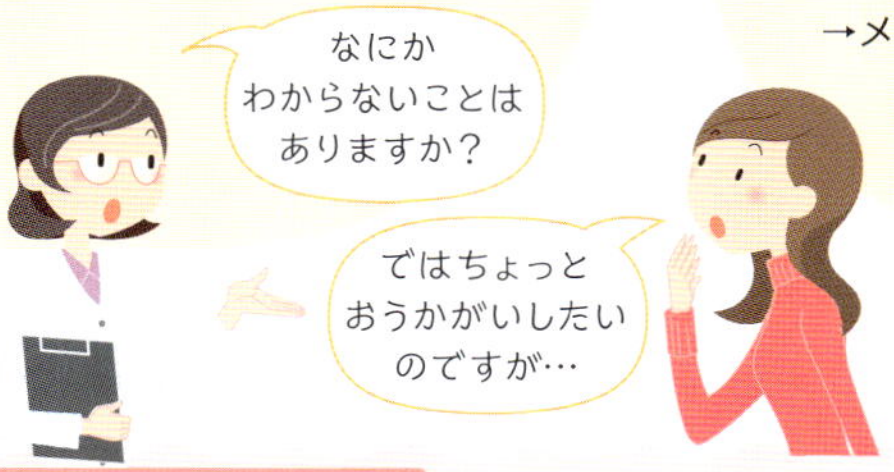
なにか
わからないことは
ありますか？
ではちょっと
おうかがいしたい
のですが…

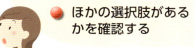

聞きづらかったり、聞き忘れた場合は、看護師や病院の相談窓口に相談することもできます。

確認しておきたいポイント

医師に確認しておきたいこと、具体的な尋ね方は下記を参考にしよう

- 私のがんの病状は？ どれくらい広がっていますか？ 治すことはできますか？
- 先生がベストと考える治療の具体的な内容と、根拠を教えてください
- その治療は、私にとってどんなメリットがありますか？　再発の可能性が低くなるのですか？　症状が軽くなるのですか？
- その治療には、なにかリスクがありますか？　副作用などは？
- その治療を受けないとどうなるのでしょう？
- 日常生活はどれくらい制限されるのでしょうか。入院するとしたら何日くらい？　外来通院ならどれくらいの頻度で？　休職などを考えたほうがよいですか？
- 治療法の選択肢は、ほかにどのようなものがありますか？　それぞれのメリット・デメリットや、コストについても教えてください
- 私の希望に合う治療はありますか？　それを叶えることは可能ですか？

その他、再発の可能性はできるだけ少なくしたい、胸を失いたくない、手術の跡が見えないようにしてほしい、手術方法や時期などを指定したい　など

「最先端」はまだ「最良」かどうか証明されていない

治療法を検討するなかでさまざまな情報に触れ、医師に提案された治療法よりもっと新しい、最先端の治療を試したいと考えている人もいるでしょう。しかし、最新の治療がまだ「標準治療」になっていない場合は、それが研究段階であるといえます。

医師は、がんの進行度や性質、患者さんの年齢や体力、患者さん自身の希望などを考え合わせ、もっとも適した治療の進め方を提案しています。その場合、多くは「標準治療」を示すことになります。

標準治療と聞くと、「最先端の治療」や「先進医療」などといわれる最新治療にやや劣る「ほどほどの治療」のように感じるかもしれませんが、現時点におけるもっとも信頼すべき治療法を標準治療というのです。

現在、世界中で多くの乳がん研究が進められており、膨大な臨床試験*データも蓄積されています。これら研究的な治療の有効性は、国際的な会議の場などで詳細に検討され、「この条件の患者さんには、治療効果があり安全である」と合意のとれたものを「標準治療」とし、その治療法が適応される条件などをまとめた「ガイドライン」に記載されます。つまり、数ある乳がんの治療方法のなかで、科学的な根拠があり、専門家らが現時点でもっとも有効であると認めたお墨付きの治療法といえるのです。

もちろん、ある時点では信頼性の高い治療法であっても、さらに有効性が高いと認められた新たな治療方法が出てくれば、見直されることもあります。NCCN（全米総合がん情報ネットワーク）のガイドラインは半年に1回くらい改訂されていますし、日本乳癌学会が作成する「乳癌診療ガイドライン」も、2～3年ごとに改定されています。

科学的根拠の薄い治療法を選ぶことのないよう、標準治療についての知識はもっておくことがすすめられます。

用語解説 臨床試験　新しい薬の毒性（副作用）や有効性を調べたり、すでに実用化されている薬と比較して実用化できるか検証するためにおこなわれる試験。

現時点でもっとも信頼性が高いのが標準治療

医師が提案する治療法は、国際的に治療効果が認められた標準治療であることが多い。先進医療という言葉は開発の研究段階であることを示している。

「最新」や「最先端」も「標準治療」と称されてはじめて臨床試験や行政の承認をクリアしたといえる

標準治療

科学的根拠に基づく合議のもと検証の結果、各国の専門家が推奨している治療法。一定以上の治療効果があり、安全性の面でも問題がないことから国内では順次健康保険が適用される。動物実験で将来の有望な治療が挙げられ、人体での毒性試験、有効性試験、既存の標準治療との比較試験を経て初めて標準治療とみなされる

現在は研究段階の治療でも、効果と安全性が確認されればいずれは標準治療と認められるものもある

研究段階の治療

より効果が高く、安全な治療法はないか、世界各国で研究が進められ、臨床試験などが実施されている

日本では未承認の治療もある

新しい抗がん剤などについては、海外で開発され認可されていても、日本では未承認というものもある。日本で認可を受けるには、日本人を対象にした臨床試験を改めておこなう必要がある

受けるメリット	現在の標準治療では十分な効果が得られない人にも効く可能性がある
受けるデメリット	保険適用外の治療は費用がかさむ。予期せぬ副作用が生じる可能性もある

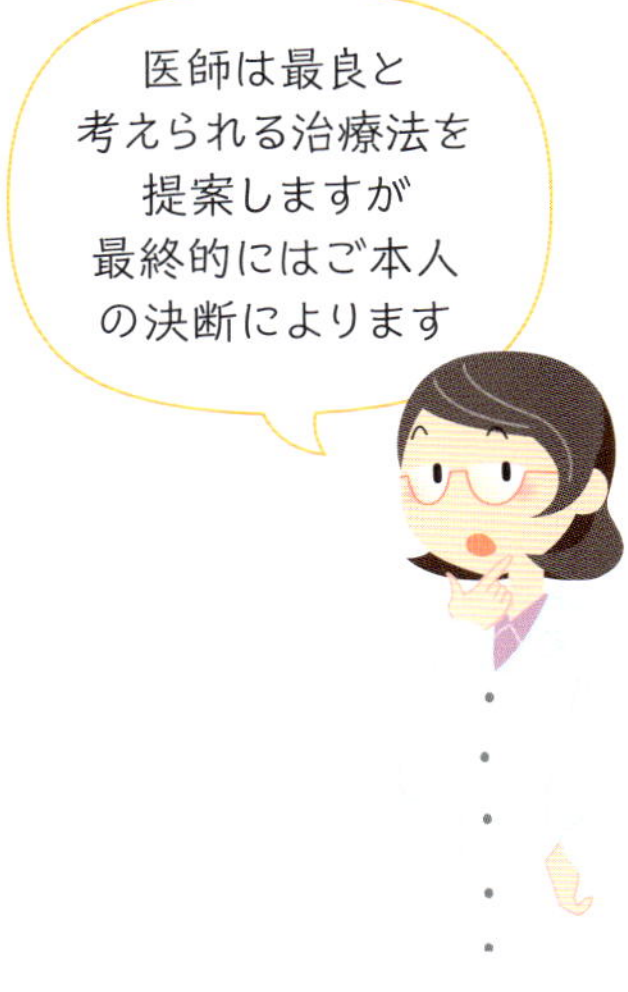
医師は最良と
考えられる治療法を
提案しますが
最終的にはご本人
の決断によります

セカンドオピニオンを求めてもよい

乳がんの診断・治療を進めるうえで、担当医だけでなく別の専門家の意見も聞いてみたいと思うことがあるかもしれません。担当医とは別の医師の意見を「セカンドオピニオン」といいます。初めの医師が示した意見に次ぐ「第2の意見」という意味で、現代の医療では、すべての患者さんにセカンドオピニオンを求める権利が認められています。

もちろん、担当医が示す意見に患者さん自身が十分に納得できていても、家族とともに、より納得するという目的で受ける場合があります。「ほかに選択の余地がないのか」「自分の希望を聞き入れてもらえない」など、モヤモヤした気持ちが解消されないのなら、セカンドオピニオンを求める価値はあります。

セカンドオピニオンは転院を前提とするものではなく、担当医の考えとの比較が目的です。「セカンドオピニオンを聞きたい」と伝えれば、多くの医師は快諾するはずです。具体的な受診先は、インターネットで検索できますが、現在の担当医や患者団体に相談してもよいでしょう。目星がついたら直接予約をとり、持参すべきものも確認しておきます。紹介状や診療情報提供書が必要ですので、担当医に作成を依頼してください。受診前には聞きたいことをまとめておき、メモしておきましょう。家族や親しい友人などに同行してもらえばなお安心です。

セカンドオピニオンの結果は、元の担当医に伝えられます。担当医はそれを踏まえ、改めて治療方針について説明してくれるでしょう。

なお、自分の思い通りの意見をいってもらうために医療機関を転々とすることを「ドクターショッピング」といいます。これは貴重な時間と労力を浪費するだけです。セカンドオピニオンを求める目的が、自分の病状を否定してくれる医師を探すためになっていないか、考えておくことも必要です。

セカンドオピニオンを求める手順

セカンドオピニオンを求めることは、すべての患者さんに認められた権利。
自分の決断に自信をもち、納得して治療にのぞめるようになることもある

1 担当医に「セカンドオピニオン」を希望する旨を伝え、必要な資料の依頼をする

- 担当医に提供してもらう資料
  - 診療情報提供書
  - 診断時の画像
  - 組織のプレパラート(針生検の標本)

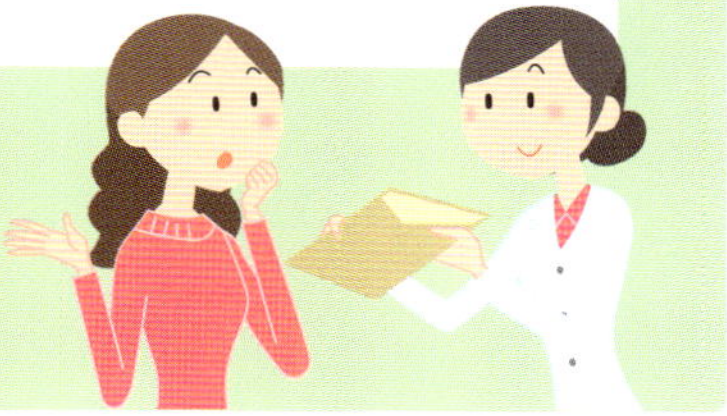

2 セカンドオピニオンを受ける医療機関を決める

- インターネットで探す
- 担当医に相談する
- 患者団体に相談する　など

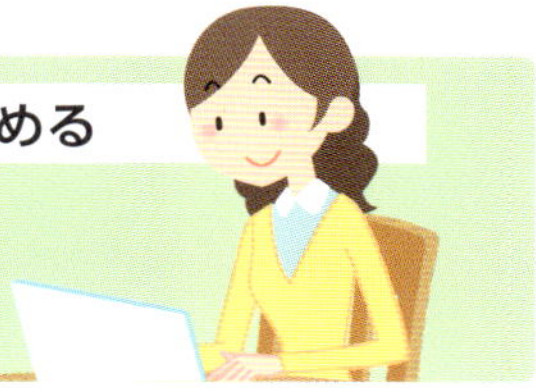

3 セカンドオピニオンを受ける医療機関の外来を受診する

- 医療機関に連絡して、セカンドオピニオンの希望を伝え、予約を取る
  - 必要な資料(紹介状など)、料金を確認
  - セカンドオピニオン医から担当医宛に返事が書かれる

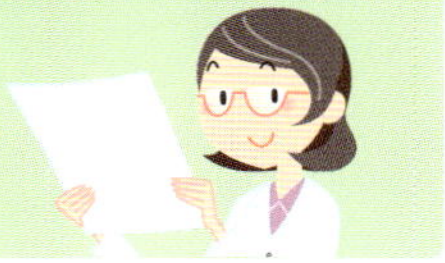

4 もとの担当医を受診して、セカンドオピニオンを検討する

5 担当医と相談して、治療方針を決める

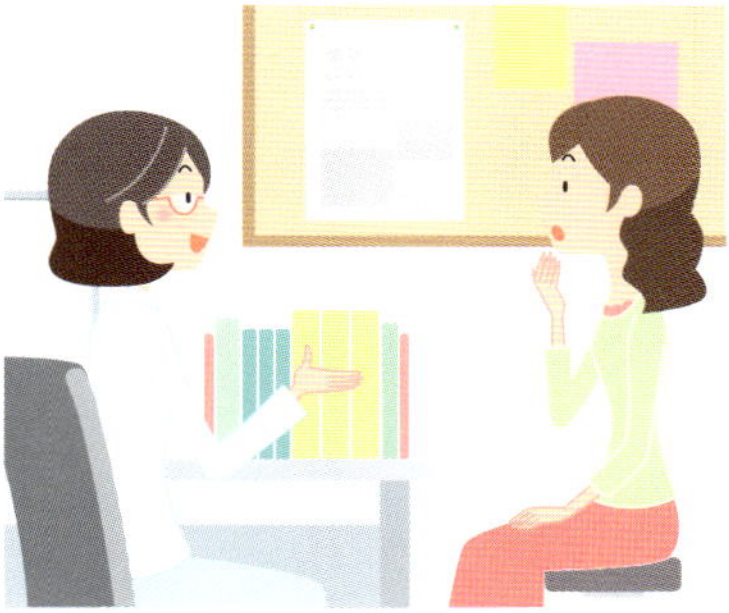

遺伝が大きく影響していることも

乳がんの１割強は遺伝性

母親や姉妹、祖母やおばなど、血縁関係の近い親族に乳がんの経験者が複数いる場合は、一般に家族性乳がんといわれます。

家族性乳がんの患者さんの遺伝子を調べると、ＢＲＣＡ１、あるいはＢＲＣＡ２という遺伝子に病的変異がみつかることがあります。

ＢＲＣＡ１、あるいはＢＲＣＡ２に病的変異がみられる人は、病的変異をもたない人にくらべて乳がんを発症するリスクが非常に高いことが知られています。乳がんとともに卵巣がんを発症する危険性も高まることから、「遺伝性乳がん卵巣がん症候群」といわれます。通常、がんはいくつもの要因が重なることで発症すると考えられていますが、一部の患者さんにかぎっては、遺伝的な要因がその発症に大きくかかわっているのです。

じつはＢＲＣＡ１やＢＲＣＡ２はみんなが持っている遺伝子で、ほかの遺伝子に傷がついた際にそれを修復する役割をもっています。

修復役のＢＲＣＡ１やＢＲＣＡ２に異常があると、遺伝子の傷が元に戻りにくくなり、無限に増殖するがん細胞が生じやすくなってしまうのだと考えられています。

乳がん患者さんの１割ほどは、遺伝性乳がん卵巣がん症候群であるといわれています。血縁者に複数の乳がん、もしくは卵巣がんの経験者がおり、自分自身、比較的若い年齢で乳がんを発症した人などは、遺伝性乳がん卵巣がん症候群の可能性があります。

男性の乳がん、前立腺がんや膵臓がんなども、これらの遺伝子変異が関係する可能性が考えられています。

遺伝性乳がん卵巣がん症候群とは

新たな乳がんの患者さんの約1割は、特定の遺伝子に異常がみられる「遺伝性乳がん卵巣がん症候群」と考えられている

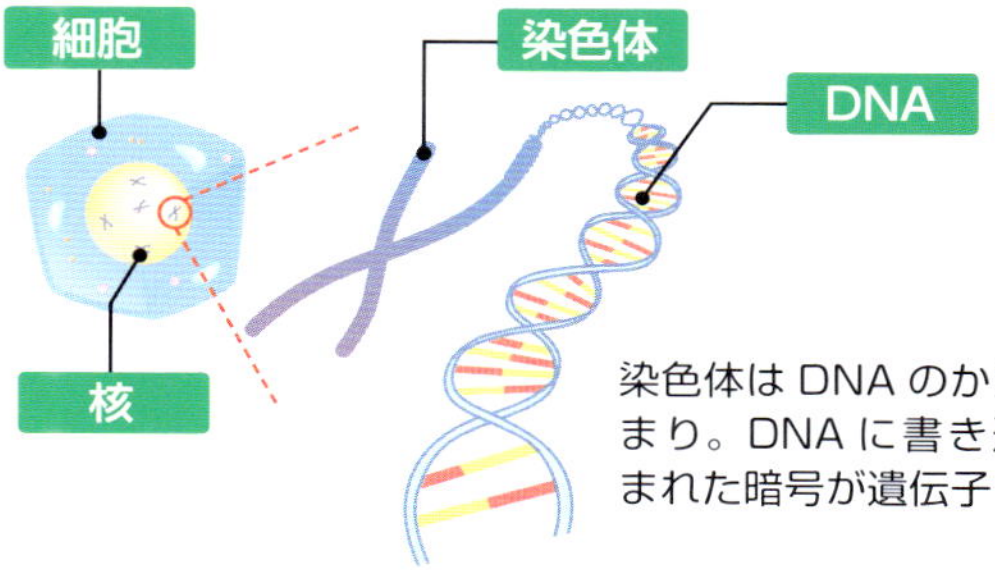

染色体はDNAのかたまり。DNAに書き込まれた暗号が遺伝子

BRCA1／BRCA2という遺伝子に異常があると乳がんが発生しやすくなる

↓

近い血縁者に乳がん、卵巣がん経験者が複数いる
男性乳がん、若年や両側乳がん経験者がいる

遺伝子病的変異が疑われる人の特徴

- 20〜30代で乳がん発症
- 両方の乳房にがん
- 片方の乳房に複数のがん
- 卵巣がんの発症リスクも高い

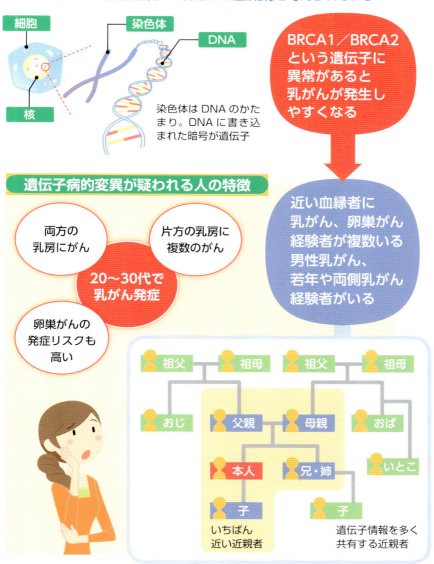

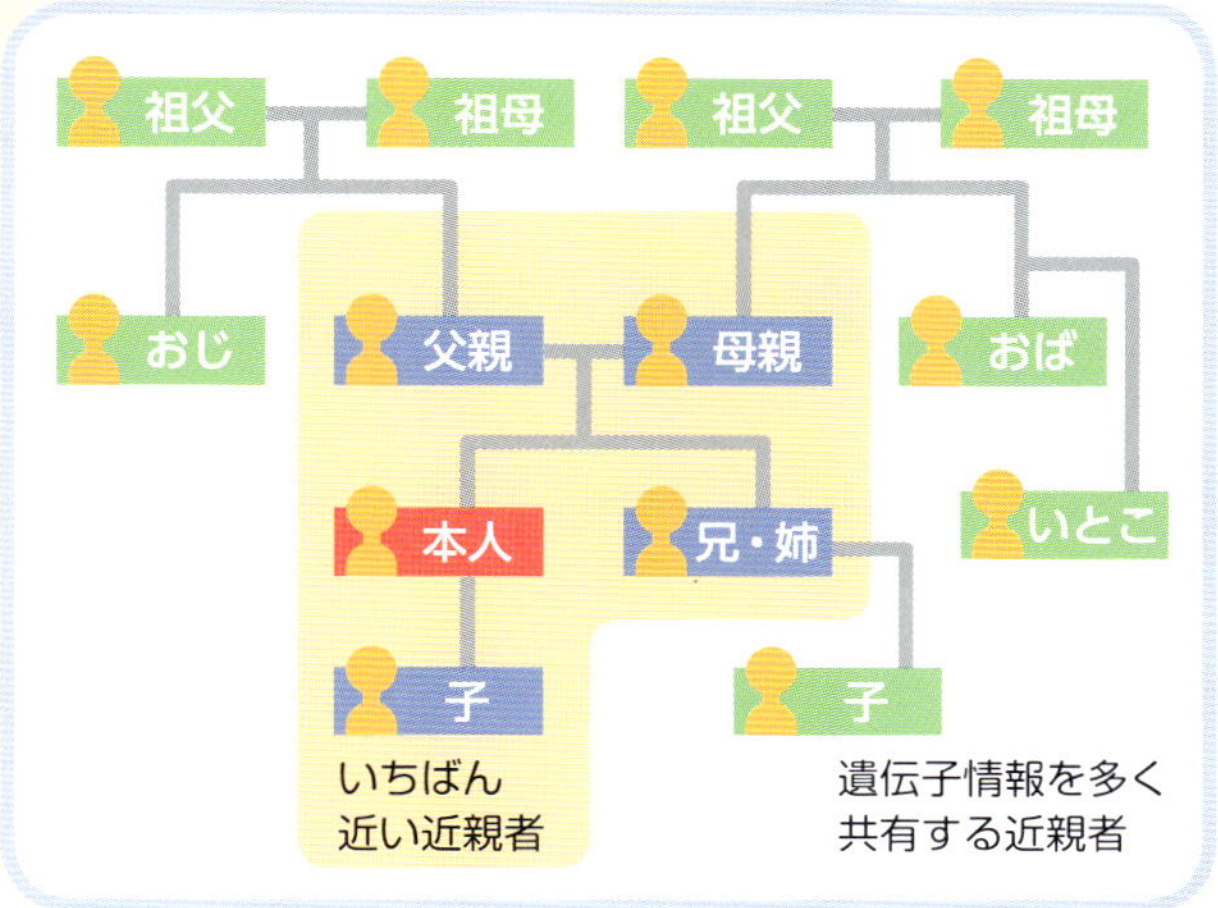

遺伝性乳がん卵巣がん症候群の特徴

遺伝性乳がん卵巣がん症候群の場合、乳がんの生涯罹患率は約4～9割にのぼるといわれます。

すでに乳がんになってしまったのだから、今さら遺伝要因が強いとわかったところで意味がないと思われるかもしれません。ところが、そうでもないのです。遺伝性のものかどうか確かめておくことで、適切な治療方針などが変わってくる可能性もあるからです。

遺伝性乳がん卵巣がん症候群では、約4～6割の人が初めにがんができた乳房とは反対側の乳房に新たにがんができるといわれます。また、初めに見つかった片側の乳がんの治療後、同じ側の乳房に新たな乳がんが発生することが少なからずあります。

そうした事実を踏まえると、今ある病巣は乳房を残す手術法（乳房温存療法）で十分に対応できるくらい小さなものでも、乳房をすべて切除する手術を受けたほうがよいという判断につながることもあるでしょう（84頁）。

治療後の検診の頻度、方法なども遺伝的な要因が少ない人とは区別して考える必要があります。約1～6割の人は卵巣がんにかかるとされていますから、乳がんだけでなく卵巣がんへの備えも重要です。さらに、同じ遺伝子変異をもつ可能性のある姉妹、子どもなどが発がんに備えることもできるようになります（82頁）。

現在、判明しているＢＲＣＡ１、ＢＲＣＡ２の変異以外にも、発症にかかわる遺伝子があるかもしれません。実際、これらの遺伝子変異は見当たらなくても、近い血縁者に乳がんや卵巣がんの経験者がいる人は、一般の人とくらべて乳がんは2～4倍、卵巣がんは3～10倍も、発症する危険性が高いこともわかっています。今後の治療方針を考えていく際には、遺伝的な要因が強いかどうかということも重要な判断材料になるといえます。

がんになる確率はどれくらい？

遺伝性乳がん卵巣がん症候群の人は、そうでない人に比べて乳がん・卵巣がんになる確率が非常に高い

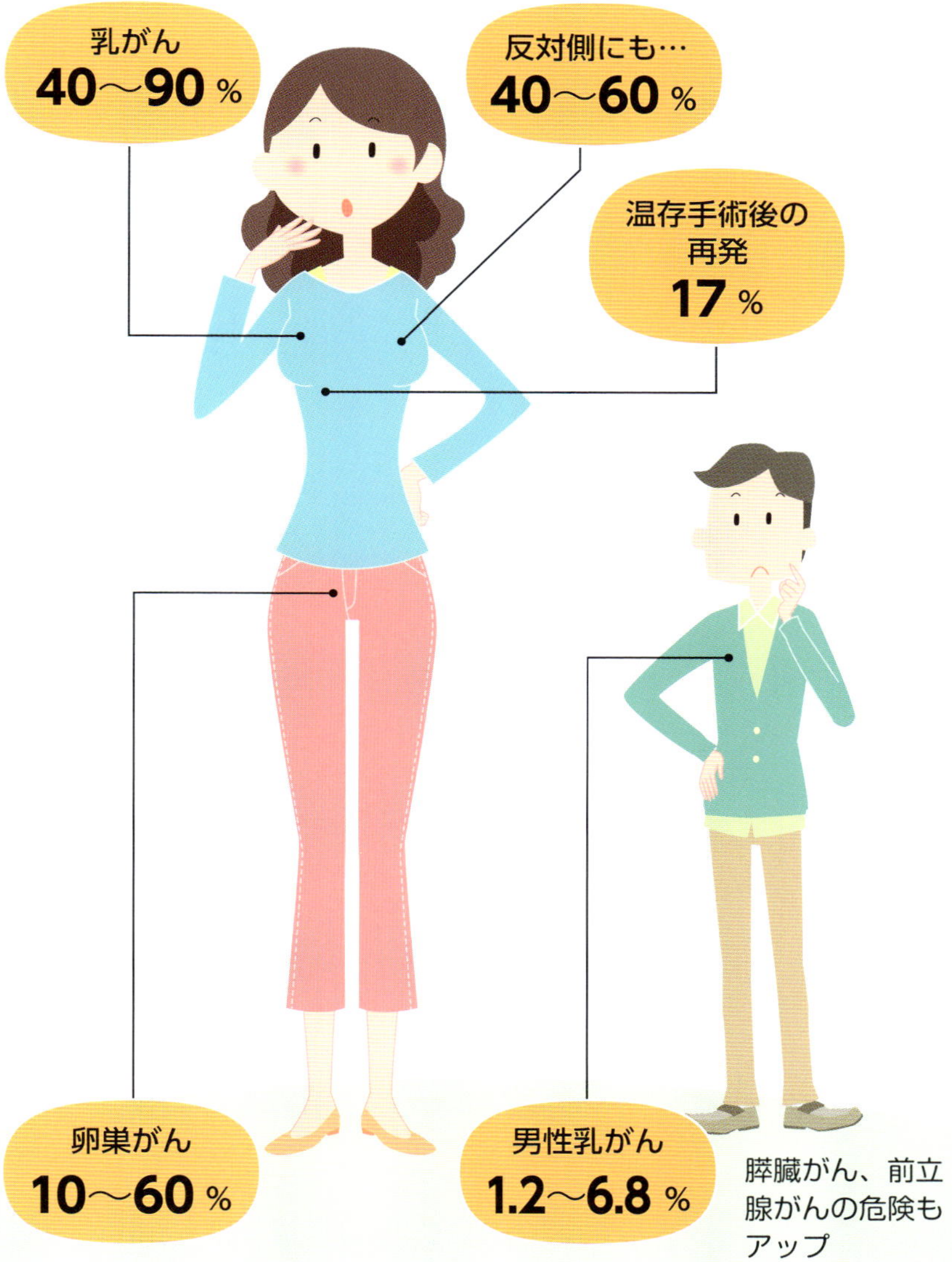
乳がん
40～90 %
反対側にも…
40～60 %
温存手術後の
再発
17 %
卵巣がん
10～60 %
男性乳がん
1.2～6.8 %
膵臓がん、前立
腺がんの危険も
アップ

（ASCO 資料 第 2 版をもとに作成。温存手術後の同側乳房の再発率は
Valachis A. et al. Breast Cancer Res Treat 144:443-455, 2014 による）

子ども、姉妹の遺伝子検査も検討する

遺伝子の病的な変異の有無は遺伝子検査を受けなければ確かなことはわかりません。遺伝性乳がん卵巣がん症候群の可能性が高い場合には、遺伝子検査がすすめられることもあるでしょう。まずは遺伝カウンセリングを受け、遺伝情報を入手することが自分にとってどんな意味があるのかをよく考えたうえで、受けるかどうか決めるようにしましょう。

検査を受けるといっても患者さんは採血を受けるだけです。遺伝情報は体中の細胞に刻まれているため、採取した血液中の細胞を調べてBRCA1、BRCA2の変異の有無を見つけ出すのです。身体的負担は少ない検査ですが、健康保険の適用が認められていないため、遺伝カウンセリング、遺伝子検査ともに全額自己負担になります。

患者さん本人にBRCA1、BRCA2の病的変異が見つかったら、姉妹、子どもなど近親者に対する遺伝子検査も検討しておきたいところです。

子どもは父親と母親から半分ずつ遺伝子を受け継ぎます。どちらかの親に遺伝子変異がみられるからといって、子どもにも必ずそれが伝わるというわけではありません。姉妹だから、子どもだからといって、患者さんと同じように遺伝子変異があるとはかぎらず、遺伝子変異があったからといって必ず発症するわけではありません。発症するかしないか、発症するとしたらいつ頃かなどといったことまでは見通せないのです。

ただ、同じ遺伝子変異があるとわかれば、20歳を過ぎたら自費での乳がん検診を始める、卵巣がんのリスク低減予防切除（84頁）を検討するなど、発症への備えはしやすくなります。遺伝性乳がん卵巣がん症候群も、早期発見・早期治療で完治は見込めます。事前におこなわれるカウンセリングなどを通して、遺伝子検査をおこなうメリット、デメリットをよく考えたうえで、受けるかどうか決めてください。

遺伝子検査の流れ

遺伝性乳がん卵巣がん症候群かどうかはっきりさせるためには、遺伝子検査が必要。検査を受けることで不安が高まるだけにならないよう、必ず遺伝カウンセリングとセットでおこなわれる

実地施設は限られている

遺伝情報はきわめて慎重に扱うべきことであり、どの医療機関でも遺伝子検査が受けられるわけではない。検査を受けたいが、かかっている医療機関で実施していない場合には、主治医に相談して実施医療機関を紹介してもらうとよい

遺伝性の疑いが強い患者さん

本人が遺伝カウンセリングを受ける

遺伝子検査を受ける意味、結果の受け止め方について十分な説明を受けたうえで、検査を希望するかどうか決める

遺伝子検査（本人）

採取した血液を調べ、遺伝子変異の有無を確認する

結果を踏まえて対応

BRCA1、BRCA2 遺伝子に病的変異があれば、治療方針を再考することも

近親者に説明*

患者さんと同じ遺伝子変異をもつ可能性があることなどを本人から知らせ、受診するかどうか考えてもらう

*ときに本人と近親者が同席してカウンセリングを受けることもある

遺伝カウンセリング（近親者）

遺伝子検査を受けることの意味について、事前に十分なカウンセリングを受ける

遺伝子検査（近親者）

検査を希望する場合には、血液検査で遺伝子の病的な変異の有無を調べる

病的な変異なし

乳がん発症のリスクが特別高いわけではないが、一般的な備えは怠らないようにする

病的な変異あり

40 歳未満でも乳がん検診を定期的に受けるようにする。卵巣がんへの備えも考慮する（84 頁）

column

ある遺伝子の病的変異があれば リスク低減手術も選択肢の ひとつに

BRCA1、BRCA2 と呼ばれる遺伝子のいずれかに病的変異をみとめた場合、遺伝性乳がん卵巣がん症候群と診断されます。遺伝子病的変異があろうとなかろうと、乳がんは発生率の高いがんです。早期発見を心がけなければならないのは、女性ならだれしも同じです。

ただ、その遺伝子の病的変異がある場合、その確率はさらに高まるうえ、発がんに対する女性ホルモンの影響や生活習慣の影響をそれほど多く受けていない比較的若い年代で発症することもしばしばです。近親者の発がんをきっかけに遺伝子変異があることがわかった若い女性であれば、住民検診が受けられる年齢（40 歳）になる前から、自己防衛のために 20 歳を過ぎたら任意型検診を定期的に受けることがすすめられます。

さらに、もうひとつ検討しておきたいのは卵巣がんへの備えです。卵巣がんは乳がんと異なり早期発見の手段が確立していないがんのひとつです。遺伝性乳がん卵巣がん症候群で、今後、出産を希望しない、あるいはすでに閉経している人には「リスク低減卵巣卵管切除術」が勧められます。費用は全額自己負担になりますが、確実に卵巣がんを防ぐ唯一の手段とされ、生命予後延長に寄与することが証明されています。卵巣・卵管は、おなかに数ヵ所の小さな孔を開けて手術操作をおこなう腹腔鏡手術で摘出可能です。

乳がんに対するリスク低減手術は、日本ではそれほど多くはおこなわれていませんが、欧米では予防的に乳房を切除する人も増えています。リスク低減卵巣卵管摘出手術と異なり、生命予後は改善しませんが、いつ発症するのかという不安への対策の一手段としての位置づけと考えられます。

有名女優のアンジェリーナ・ジョリーさんも乳房と卵巣、双方へのリスク低減手術を受けたひとりです。

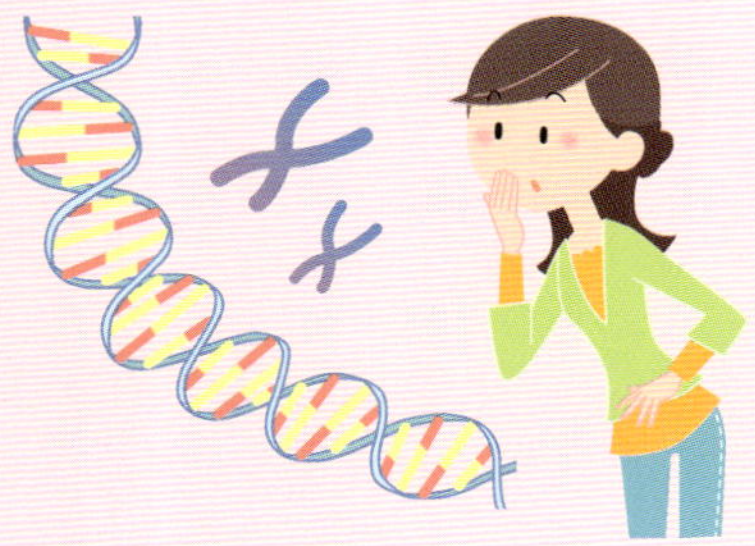

第３章

手術・放射線療法・薬物療法の実際

さあ、いよいよ治療が始まります。心身ともにつらい時期かもしれませんが、これからの人生を生き抜くために必要な経験ととらえましょう。自分が受ける治療の目的と効果をきちんと知ることは、患者さん自身が前向きに治療に取り組む力になるでしょう。

乳がん治療のおおまかな流れ

治療方針は見直されることもある

乳がんの初期治療は、乳房内とわきの下のリンパ節のがんを取り除く外科手術、そして目に見えないぐらい小さながん細胞の「飛び火」を消す薬物療法の2本柱で進めていくのが基本です。

乳がんの場合、放射線療法は、乳房を温存する手術（乳房温存手術）を受けた際に術後に追加される治療法です。乳房をすべて切除した場合は、手術前に進行していた場合など、局所再発のリスクが高いと考えられる例を除いて、基本的にはおこないません。

近年、乳がん治療の大きなトピックスといえるのが薬物療法の進歩です。乳がんのサブタイプ(66頁)にあわせて、より効果が高いと考えられる薬を使用していくようになっていること、薬の種類が増えていることはもちろん、薬の使い方についても、より有効な方法が考えだされています。手術の前におこなう術前薬物療法（104頁）が積極的に実施されるようになってきたり、術後、長期にわたって服薬を続けたりするなど、初期治療をしっかり実施することで、多くの乳がんは再発を防ぐことができるようになっています。

どんな治療法を、どのように組み合わせて治療を進めていくかは、治療を始める前におおまかな見通しがつきます。一方で、手術をして切除した組織の様子を調べた結果や、薬物療法の効果の現れ方をみたりしながら、あらかじめ計画していた治療内容を変更することもあります。治療には時間がかかることもありますが、適切な初期治療が再発を防ぐ最大のポイントです。根治を目指して積極的に取り組んでいきましょう。

診断から治療・治療後までの流れ

乳がんの治療の進め方は、すべての人が同じというわけではない。
自分の場合はどうなるか、おおまかな見通しを立てておこう

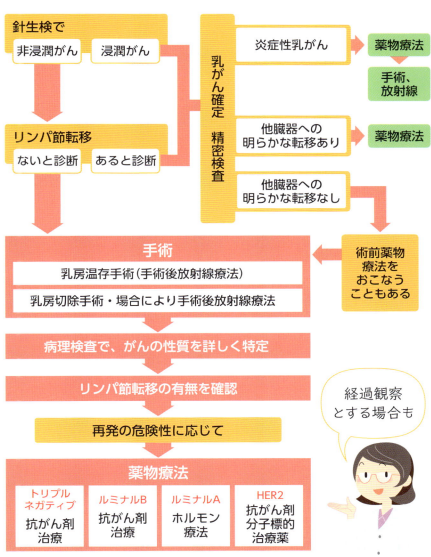

針生検で
- 非浸潤がん → リンパ節転移へ
- 浸潤がん → 乳がん確定　精密検査へ

リンパ節転移
- ないと診断 → 手術へ
- あると診断 → 乳がん確定　精密検査へ

乳がん確定　精密検査
- 炎症性乳がん → 薬物療法 → 手術、放射線
- 他臓器への明らかな転移あり → 薬物療法
- 他臓器への明らかな転移なし → 術前薬物療法をおこなうこともある → 手術へ

手術
- 乳房温存手術（手術後放射線療法）
- 乳房切除手術・場合により手術後放射線療法

↓

病理検査で、がんの性質を詳しく特定

↓

リンパ節転移の有無を確認

↓

再発の危険性に応じて

↓

薬物療法

トリプルネガティブ	ルミナルB	ルミナルA	HER2
抗がん剤治療	抗がん剤治療	ホルモン療法	抗がん剤 分子標的治療薬

ただし抗がん剤を手術前に施行された場合は、手術後は省略。
分子標的薬は手術前分の続きをさらに実施。

手術療法で病巣を取り除く

乳がんの手術は2つの方法に大別される

外科手術は局所療法の中心となるもので、乳房から離れた骨や臓器に明らかな病巣がある場合（ステージⅣ）でないかぎり、手術でがんの病巣をすべて取り除くことを目指します。手術の方法は、病巣とその周囲だけを切除し、乳房は残す乳房温存手術（温存術）と、病巣がある側の乳房全体を切除する乳房切除手術（全摘《ぜんてき》）があります。

原則として、乳房温存手術が可能な目安は、しこりの大きさが３㎝以下の場合とされています。しかし、しこりが小さくても細いひげ根のようにがん細胞が伸びている場合や、複数の病巣がある場合、病巣が乳頭直下の場合、病巣が乳頭直下の場合などは、がんを多く取り残すリスクが高まるため、乳房切除手術をすすめます。一方、３㎝を超える場合でも、手術前の薬物療法でしこりが小さくなれば、乳房温存手術で治せることもあります。その場合は、切除手術を受けた場合と転移再発率はほとんど変わりません。ただし、局所再発は10％ほどで、全摘はそれが限りなく０％に近いです。

１９９０年代以降、乳房温存手術を希望する患者さんが増え続けてきました。しかし最近は、乳房のふくらみを取り戻す乳房再建の手術（１１８頁）を受けやすくなってきたため、無理に乳房を残そうとせず、全摘を希望する患者さんも増えています。

手術後は、切除した病変の様子をよく調べたうえで、その後の治療方針を決めます。多くの場合、全身療法として薬物療法をおこなっていくことになりますが、手術前に薬物療法を完了した人や、ごく初期の非浸潤がんの場合などは、手術で当面の治療（初期治療）は終了となります。

乳房を全摘するか、温存するか

乳がんの手術は、しこりのある側の乳房をすべて切除する乳房切除手術（全摘）と、しこりとその周囲だけを切除する乳房温存手術がある

乳房温存手術

ごく早期でしこりが小さく、再発リスクも低ければ、心身の負担の少ない手術方法。以前は、しこりが大きめでも乳房を残したいという人が多く、大半が乳房温存手術を選択していたが、近年、減少傾向にある

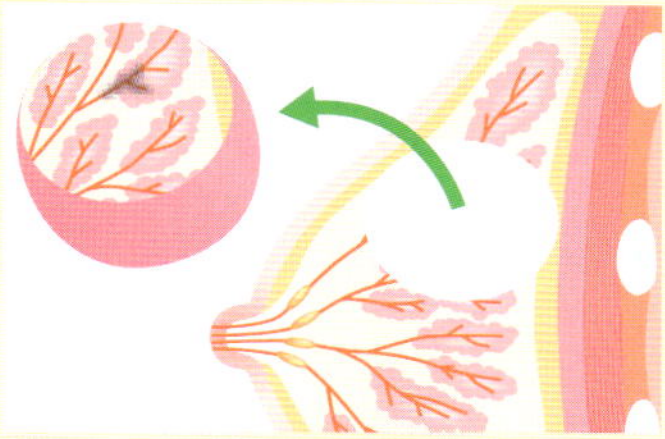

乳がんの手術方法の変化

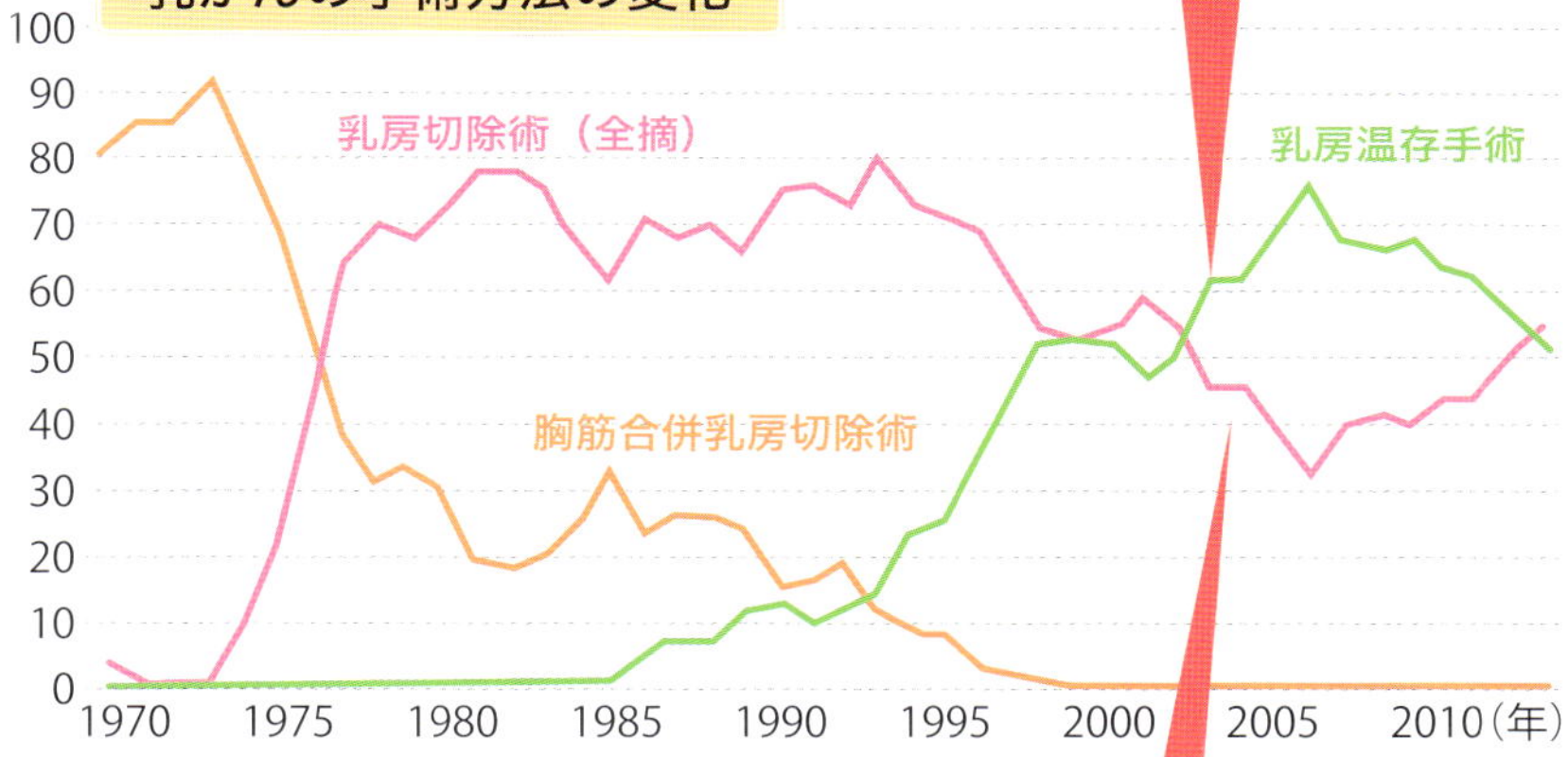
100
90
80
70
60
50
40
30
20
10
0
1970
1975
1980
1985
1990
1995
2000
2005
2010（年）
乳房切除術（全摘）
乳房温存手術
胸筋合併乳房切除術

（がん研有明病院ホームページによる）

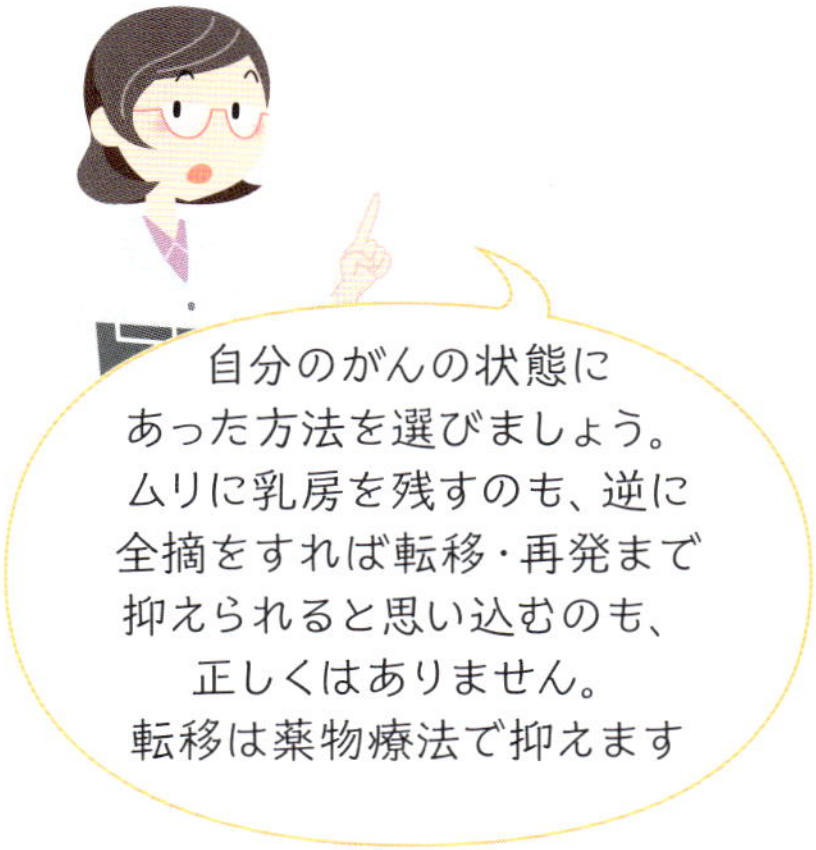
自分のがんの状態に
あった方法を選びましょう。
ムリに乳房を残すのも、逆に
全摘をすれば転移・再発まで
抑えられると思い込むのも、
正しくはありません。
転移は薬物療法で抑えます

乳房切除手術（全摘）

しこりが大きめの場合などに選択される手術方法。最近、インプラントを使った乳房再建手術（118頁）に保険の適用が認められるようになったこともあり、全摘を希望する人が増えている

乳房温存手術は放射線療法とセットで実施

乳房温存手術は、原則としてステージ0、Ⅰ、Ⅱまでの患者さんに選択可能な術式です。条件に当てはまれば可能ですが、必ずこの方法を選択しなければならないというわけではありません。

乳房を「温存」する手術といっても、手術前とまったく同じような乳房が残せるわけではありません。もともとの乳房の大きさと切除範囲のバランスによっては、乳房の形が大きく変わる場合もあります。切除した部分と残った乳房のバランス、手術後の乳房の形を想定し、選択することが必要です。

一般的な乳房温存手術は、がんの広がり方によって2つの術式があります。がんが扇状《せんじょう》に広がっている場合には、しこりを中心に周囲1～2㎝ほどの正常組織をつけて扇状に切除する「乳房扇状部分切除術」を、同心円状に広がっていれば、がんを中心にやはり周囲1～2㎝の正常組織を含めて円状に切除する「乳房円状部分切除術」がとられます。切除した組織の一部は、手術中に迅速病理検査に回すことがあります。通常切除断端の一部の組織を調べ、がんが及んでいないかどうかを確かめる目的ですが、迅速病理検査は情報量に限界もあるのですべてのケースで術中の検査をするわけではありません。

がんのしこりの周囲の、正常な「安全域」であってほしい部分にがん細胞が見つかれば、手術の途中で切除範囲を広げたり、場合によっては乳房切除手術に変更したりしますが、事前に医師と約束があった場合のみです。

また、乳房温存手術を選択した場合、病巣を切除したあとは、病理検査によってがんが取りきれていると判断されても放射線療法が勧められます。乳房に残っているかもしれない目に見えないがん細胞を根絶し、再発を防ぐためです。

リンパ節については温存、全摘いずれの場合についても94頁で解説します。

乳房温存手術の進め方

がんの広がり方で切除方法を決定。手術後は放射線療法を受けることで、残った乳房内の再発リスクを低下させる。

リンパ節については、乳房切除術（92頁）と同じように判断する

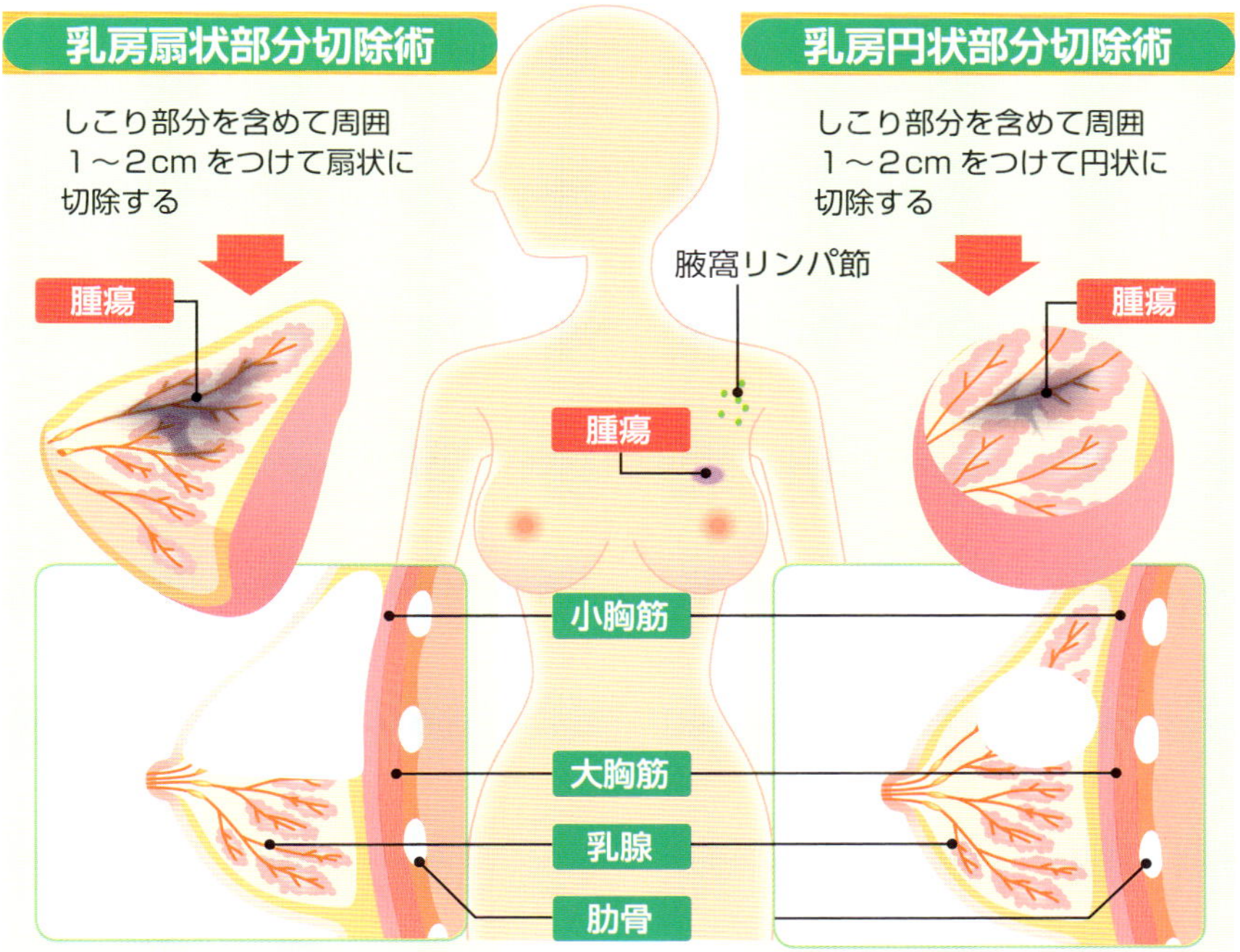

温存手術のあとには放射治療を受ける

● 放射線療法の照射量は

全乳房に原則※合計 50 グレイ（放射線量の単位）、さらにがんを切除した部分に合計 10 ～ 16 グレイ追加照射（ブースト）すると乳房内の再発のリスクが低くなる

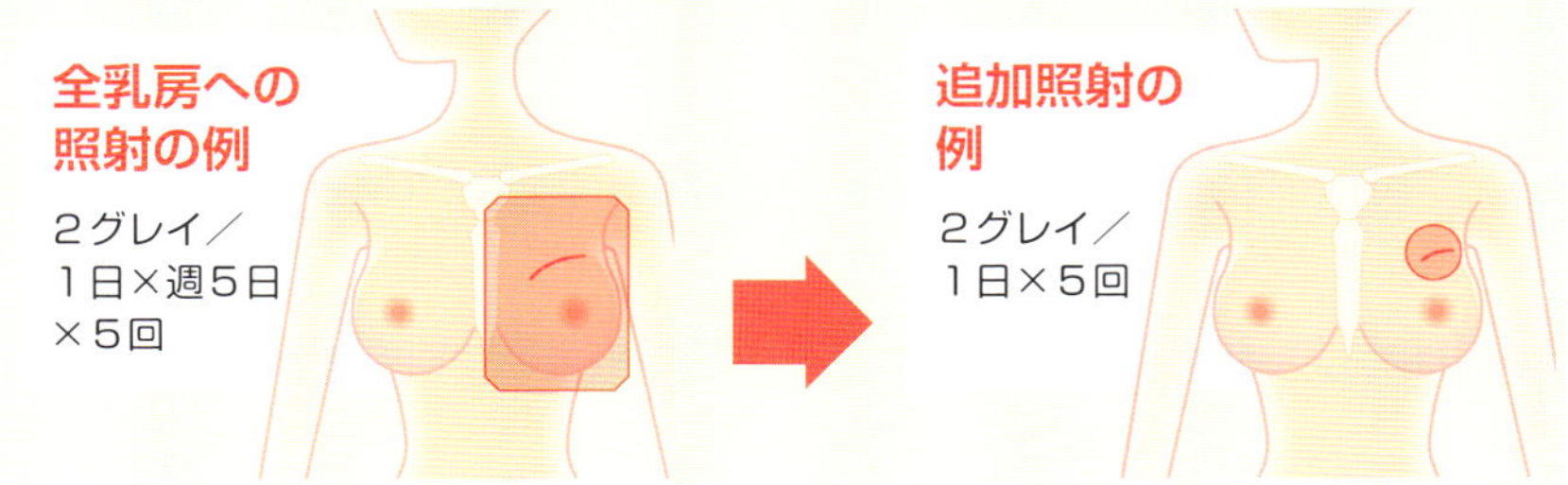

※最近は短期で同じ効果が得られる照射法も開発が進められている

乳房切除手術なら術前に乳房再建についても検討

しこりの大きさやがんの広がり方が乳房温存手術で対応可能な範囲を超えている場合には、乳房すべてを切除する乳房切除手術（全摘）が勧められます。通常、大胸筋と小胸筋は残しますが、原則乳房のふくらみ部分は乳頭を含めて摘出します。乳がんが発症するのも乳管、広がるときのメインストリートも乳頭に向かって伸びる乳管ですので、なるべくすべての乳管を取り除くのです。リンパ節転移があれば、リンパ節を取り除くのは乳房温存術の場合と同じです（94頁）。

乳がんが胸筋にまで達している場合には、術前に薬物療法をおこない、しこりを小さくしてから手術をします。ひと昔前は、胸のふくらみだけでなく胸筋まで切除する胸筋合併乳房切除手術（ハルステッド法）を実施することもありました。しかし、手術で切除する範囲を広げれば、それだけがんが根治しやすくなるわけではなく、適切な全身療法との組み合わせが重要ということがわかってきたことから、現在、切除範囲をむやみに拡大することはなくなっています。

乳房を全摘する場合には、乳房のふくらみを取り戻すための乳房再建手術を受けるかどうかについて、手術前に医師とよく相談しておきましょう。再建のしかたによっては、乳房の皮膚を残したり、乳頭・乳輪を残したりすることもあるため、術前に方針を決めておく必要があります（118頁）。

なお、内視鏡手術で、乳房の皮膚を残したまま乳腺を含む脂肪をかき出す術式をおこなう医療機関もありますが、標準治療としては認められていません。

また、からだへの負担の少ない局所療法として、電磁波を利用したラジオ波《は》焼灼《しょうしゃく》療法、超音波を利用する集束超音《しゅうそくちょうおん》波《ぱ》療法、凍結療法なども試みられています。ただし、これらはまだ研究段階の方法であり、手術に代わるものとはいえないのが現状です。

乳房切除手術の進め方

筋肉は残し、乳房と、必要に応じてわきの下のリンパ節を切除する。
切除手術と同時に乳房再建のための手術をおこなう方法もある

乳房温存術、乳房切除術いずれの場合でも、リンパ節を取るのはリンパ節転移が明らかな場合のみ。ほとんどはわきの下だけ。転移が明らかなら鎖骨下リンパ節まで切除することはある。その他のリンパ節転移は薬物療法と放射線で治療する（105頁）

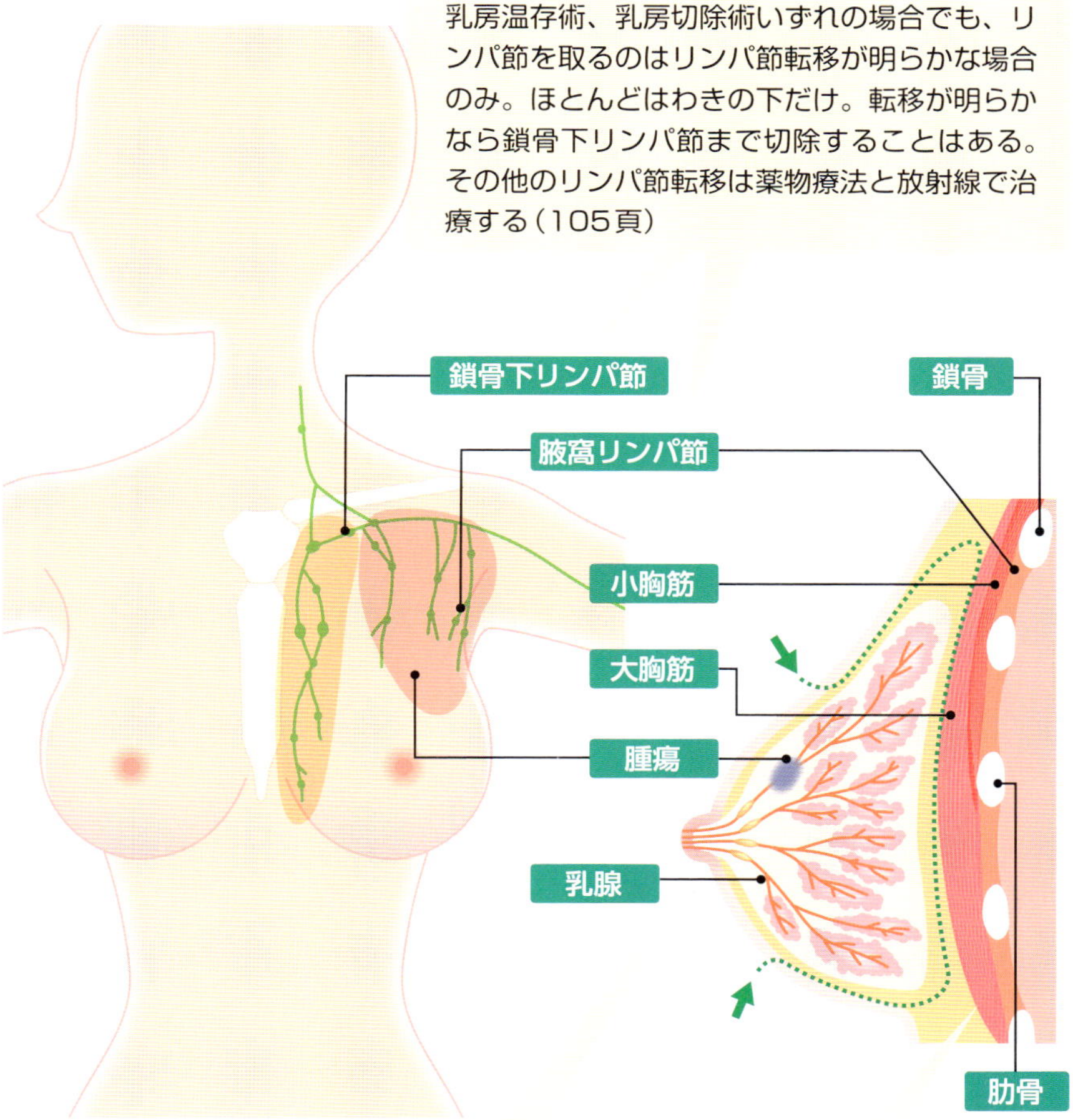

乳房再建を乳房切除と同時に１回ですますために、可能なら乳頭と乳輪、皮膚を広い範囲で残すこともある（121頁）

筋肉は残すのが基本。深く浸潤していれば、まず術前薬物療法を試み、手術時に一部合併切除することはある（104頁）

リンパ節転移があれば腋窩リンパ節郭清も

手術前の検査でがんがリンパ節にも転移していることが確実なら、乳房の手術と同時にわきの下のリンパ節が含まれる組織を脂肪ごと切除する「腋窩《えきか》リンパ節郭清《かくせい》」をおこないます。

術前にリンパ節転移があるかどうかはっきりしないときは、乳房の手術時に「センチネルリンパ節生検」をします。

センチネルリンパ節は、がん細胞がリンパ管を通り、いちばん最初にたどりつくリンパ節で、リンパ節転移があるとしたら、まずここにがん細胞が見つかるはずです。そこで、手術中にセンチネルリンパ節を探し出し、がん細胞の有無を調べます。どのリンパ節が最初の1つなのかは一人ひとり異なるため、乳房に微量の放射性同位元素*や色素などを注射してリンパ節に集まる様子をみます。最初に放射線が検出されたり、色に染まったりしたところがセンチネルリンパ節です。

こうして見つけたセンチネルリンパ節を切り取って病理検査をします（術中迅速《じんそく》病理診断）。がん細胞が見つかれば、その先のリンパ節にも転移している可能性があるため、手術後に薬物療法を強く勧めることになります。

センチネルリンパ節に通常2㎜以上の転移が見つかった場合には周囲のリンパ節にも転移が認められる確率が高いことが知られているため、局所コントロールのために、乳房切除とともに腋窩リンパ節郭清をします。センチネルリンパ節転移が2㎜未満であったり、転移が見つからなければ、腋窩リンパ節郭清はしません。温存術でも全摘でも同じ考え方と方法でリンパ節の処理をおこないます。

郭清範囲は通常、腋窩リンパ節のレベルⅠまたはⅡ、Ⅲ（61頁）までにとどめます。リンパ節郭清のもう一つの意義は病期診断と、それに応じた薬物や放射線療法の適応の判断根拠を得ることです。

用語解説　放射性同位元素　放射線を発する性質をもつ原子。医療用の薬剤はごく微量であり、合併症を招くおそれはない。

センチネルリンパ節生検が必要なことも

センチネルとは「見張り」という意味。センチネルリンパ節を見つける方法は2つあり、併用することもある

術前の検査でリンパ節転移を確認

→ **転移あり 乳房の手術とともにリンパ節郭清**

↓

転移不明 術中にセンチネルリンパ節生検

ガンマプローブ法

手術の数時間前にしこりの周辺に微量の放射線同位元素を含む薬剤を注射。手術中にガンマプローブという器具で薬剤の流れを追跡し、反応したところがセンチネルリンパ節

色素法

麻酔がかかった後、執刀直前に色素の入った薬剤を乳輪の周辺に注射する。手術時にわきの下を切開して色素の集まったところがセンチネルリンパ節

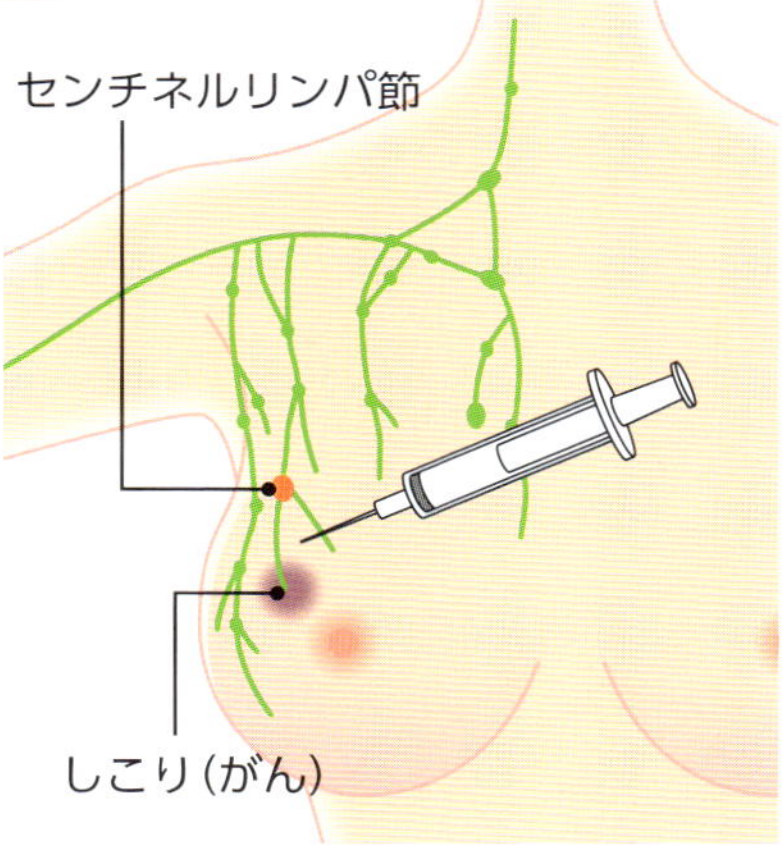

↓

いずれの場合も、センチネルリンパ節に2mm以上のがん細胞のかたまりが見つかれば、「腋窩リンパ節郭清」をおこなう

術後の病理検査では、切除したリンパ節を１つずつ調べ、転移の有無を確かめていきます。転移しているリンパ節の数が多かったり、病巣から遠いリンパ節のなかにまでがん細胞が見つかったりすれば、それだけ再発の危険性も高くなります。リンパ節郭清には、術後の薬物療法の進め方を考える判断材料を集めるという目的もあるわけです。

術後の病理検査で治療方針を再検討

手術後の薬物療法の進め方を決めるには、病理検査の結果が重要です。病理検査は術前、ときには術中にもおこなわれます。しかし、その際に用いられる組織は病変の一部に過ぎません。乳がんの状態を正しく把握し、今後の治療方針を決めるには、術後の詳しい病理検査を待つことが重要です。

手術後の病理検査の主な目的は、再発・転移のリスクの高さを知ることです。まずは周囲の組織にがんが浸潤しているかどうか、浸潤していればその程度を確認します。浸潤している場合、とくに、がん周囲の脈管（血管やリンパ管）内にがん細胞がみつかった場合は、再発・転移の可能性が高いと判断できます。腫瘍の大きさや、がん細胞の悪性度などもみていきます。がん細胞の悪性度は、顕微鏡で見たがん細胞の形、周囲組織の構造が破壊されている度合などから、1〜3まで3つの段階（グレード）に分けます。グレードの数値が大きいほど、悪性度は高く、再発・転移のリスクが高いがんと考えられます。

腋窩リンパ節郭清をおこなった場合は、転移のあるリンパ節の個数や大きさなども調べます。リンパ節転移が4個以上か、転移巣の大きさが2㎜以上あるかなどが、術後の治療選択に影響を与えます。

具体的な治療内容の決定に必要ながんの性質（ホルモン感受性、HER2、ki67）についても改めて確認します。HER2については、必要があれば遺伝子検査（FISH法）を追加します（112頁）。

術後の病理検査の結果をみて、改めて今後の治療方針を医師とともに決めていきましょう。

なお、がん組織だけに現れる遺伝子から再発リスクを予測する方法（オンコタイプDX*、マンマプリント**、PAM50など）もあります。まだ保険適用外で一般的ではありません。時に、抗がん剤を使用するメリットを予測するのに補助診断として用います。

用語解説

オンコタイプDX　乳がん組織中の遺伝子21個を調べ、再発のリスクを3段階で示す検査。日本では保険適用がなく、数十万円かかる検査費用は全額自己負担になる。**マンマプリント**は、乳がん組織中の遺伝子70個を調べて再発リスクを2段階で示す検査。アメリカでは承認されているが日本では保険適用外。

手術後の病理検査でわかること

手術で採取した組織を詳しく調べる病理検査をおこない、がんの広がりや性質などを確認したうえで、今後の治療方針を決める

1 がん細胞の悪性度を調べる検査

悪性度は３つのグレード（段階）に分けられる

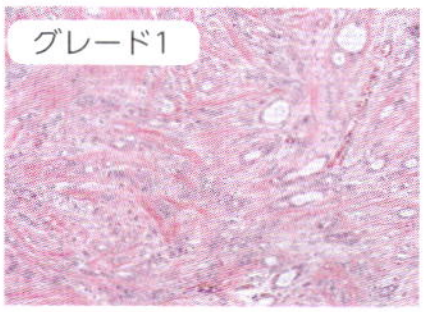

悪性度の低いがん

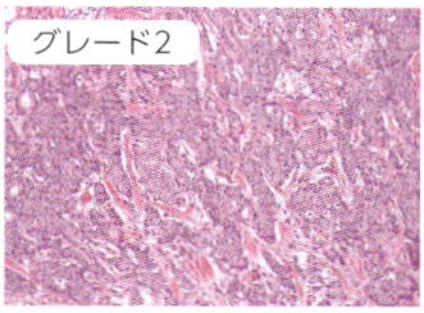

悪性度の中間のがん

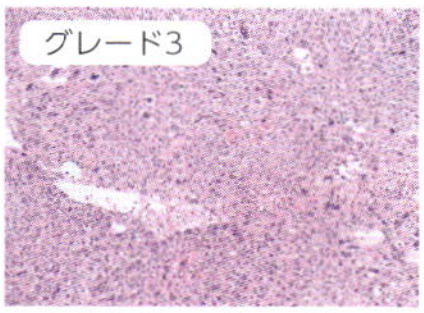

悪性度の高いがん

2 がんの浸潤・非浸潤を調べる検査

非浸潤

がんは乳管・小葉内にとどまっている（初期のがん）

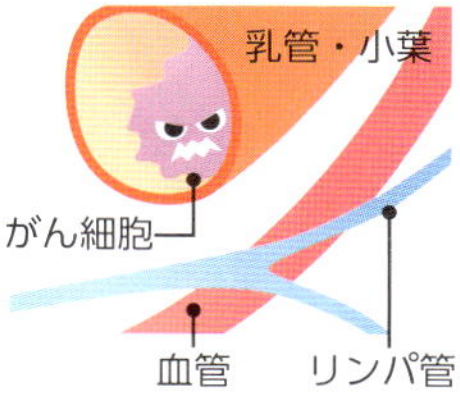

浸潤

がんは血管・リンパ管に浸潤し広がっている（転移の可能性あり）

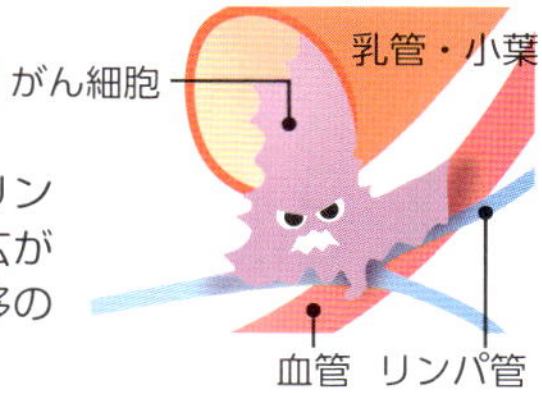

3 ホルモンの感受性を調べる検査

がん細胞が女性ホルモンの刺激により増殖するタイプかどうかを調べる

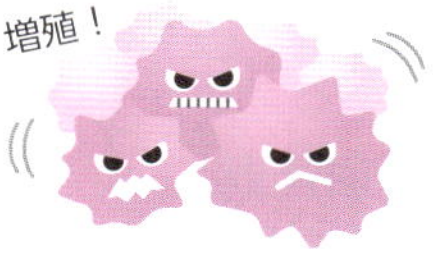

4 HER2検査

がん細胞を増殖させるHER２たんぱくががん細胞の表面に過剰発現しているかどうかを調べる

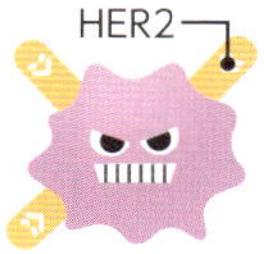

5 ki67　がん細胞の増殖スピードのめやすになる

諸説あるが 14%以下だとゆっくり、30%以上だと速いといわれている

6 リンパ節転移の個数と大きさを調べる検査

転移個数と大きさ（2mm 以上か未満か）を調べる。術前化学療法であれば、がんの痕跡もみる

7 浸潤がんの大きさを調べる検査

乳房内の浸潤がんの最大径を調べる。術前化学療法であれば、治療効果もみる。温存術の場合は切除断端とがんの距離もみる

術後の治療方針（薬物療法、放射線療法）が決定される

放射線療法の進め方と主な副作用

放射線療法は、治療中の痛みはなく、副作用も比較的少ない治療法です。照射した放射線は通過してしまうので、からだに残ることもありません。ただ、少ないとはいえ、急性障害といわれる治療中・治療直後の副作用や、治療終了後しばらくしてから晩期障害といわれる副作用が現れる可能性はあります。

急性障害は、主に皮膚症状として現れます。放射線を当てた部分が日焼けしたように赤くなり、ヒリヒリしたり、まれに水ぶくれができたり、皮がむけることもあります。放射線療法中は皮膚が弱くなっているので、絆創膏をはったりせず、からだを洗うときも強くこすらないようにします。

また、治療の後半には、だるさや倦怠感が出てくることもあります。治療期間中、放射線を受けられない日が長く続くと治療効果が下がってしまいますので、休養をとり体調管理を心がけてください。

晩期障害は、照射終了後、数ヵ月から数年たって現れる症状です。多くは半年後くらいに発症します。たとえば、放射線を照射したところの皮膚が萎縮《いしゅく》して硬くなったり、乳房全体が硬くなったりすることをいいます。照射した放射線の一部が肺の表面に当たり、しつこい空咳が起きる「放射性肺臓炎《はいぞうえん》」も、適切に治療すれば重症には至りません。晩期障害は必ず生じるものではなく、体質によります。放射線療法が適切におこなわれていれば、重度の晩期障害が起こることはまれです。

なお、放射線療法を受けた側の乳房は乳汁をつくる機能が失われますが、治療後に妊娠・出産した場合、反対側の乳房で授乳は可能です。

放射線を浴びることで、新たながんが発生するのではないのかという心配の声も聞かれます。そのリスクがゼロとはいえませんが非常に低く、放射線療法を受けないことによる乳がん再発の危険性のほうが、はるかに高いことがわかっています。

放射線療法中の影響

数週間ほぼ毎日通院することになるので、体調管理には十分注意しよう

疲れ・だるさ

- 疲れを感じたら、十分に休養を取る
- 放射線照射後は、とくに疲労を感じなくても、運動や無理な仕事をしない

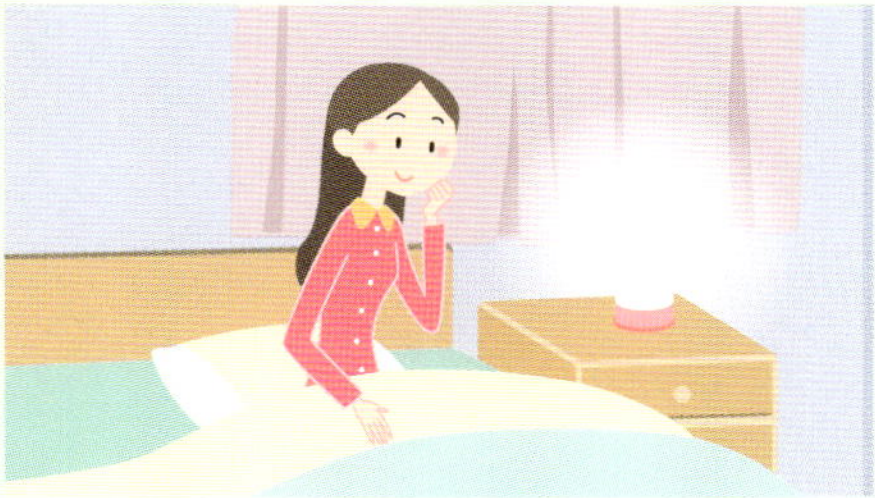

皮膚症状

- 皮膚が弱くなっているので、下着等で締め付けない。なるべく摩擦の少ないデザイン、やわらかい素材のものを選ぶ
- 皮膚に絆創膏などを貼らない
- 皮膚がかゆくなったら、クリームなどを塗る前に医師に相談する

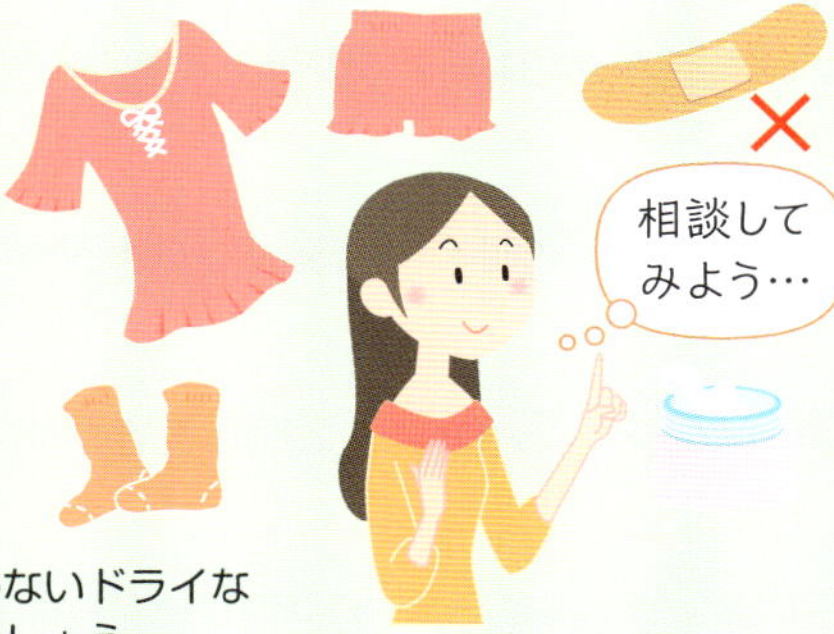
相談してみよう…

汗をかく汗腺が障害されるので、汗をかかないドライな皮膚になります。保湿を心がけるとよいでしょう。

乳腺へのダメージ（乳汁が作れなくなる）

- 将来妊娠・出産した場合は反対側の乳房で授乳が可能

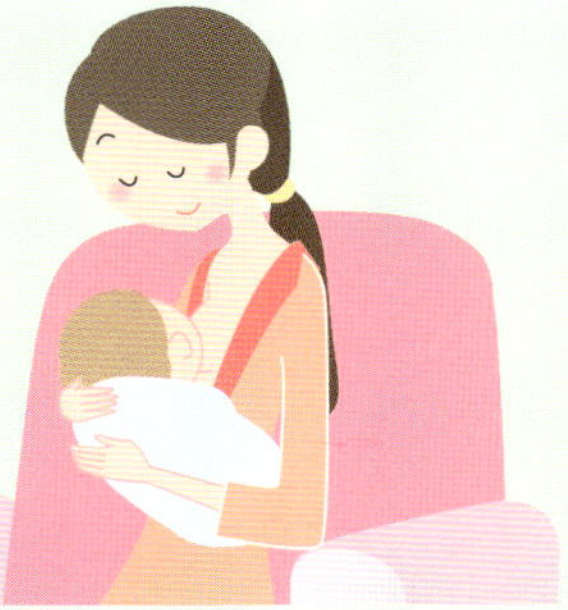

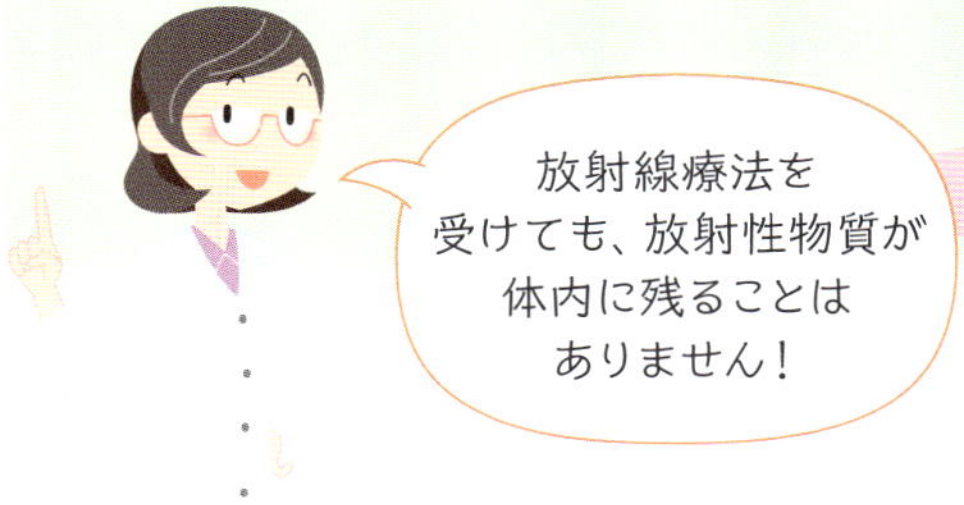
放射線療法を受けても、放射性物質が体内に残ることはありません！

薬物療法は進化している

薬物療法で再発・転移を防ぐ

手術が可能な乳がんでも、多くの場合、再発・転移を防ぐために、術前、あるいは術後の薬物療法が欠かせません。

乳がんは、しこりとして確認できるようになる前から乳管や小葉の外へと浸潤し、がん細胞が発生部位から離れて、多少は流れ出していることが多いことがわかっています。検査では見つからない、ごく小さながんの転移を「微小転移」といいます。この微小転移にきちんと対処することが、再発を防ぎ、完治させるポイントです。ごく初期のがんでないかぎり、微小転移は起きていると考え、全身に作用する薬を使って体内に残っている可能性のあるがん細胞をすべて根絶させることが必要なのです。

たった1つのがん細胞でも生き延びていれば、それが増殖を始め、病巣をつくるおそれがあります。がんが画像診断でわかるくらいまで増殖をすると再発とみなされます。もともとの発生場所である乳房内やわきのリンパ節であれば局所再発、乳房から離れた場所で再発が起きれば遠隔転移といいます。

再発のリスクは、がんの進み方によっても、がんの性質によっても異なります。また、効果が期待できる薬の種類もがんの性質によって異なります。効果的、かつできるかぎり負担の少ない治療を進めるには、それぞれの患者さんやがんに適した薬物療法をおこなうことが重要です。

がんは一般に手術後5年たてば再発率が大きく下がるといわれますが、乳がんの場合、ゆっくり増殖するものは10年後、15年後くらいまでの再発もありえます。薬物療法の目的と意味を理解してしっかり治療を受け、再発を退けましょう！

全身のどこかに散っている疑いのあるがん細胞の根絶を目指す

乳がんはかなり早い段階から、微小転移が生じうる。各種の画像検査でも見つけられないごく小さな転移も根絶して、再発を防ぐために手術前後の薬物療法をおこなう

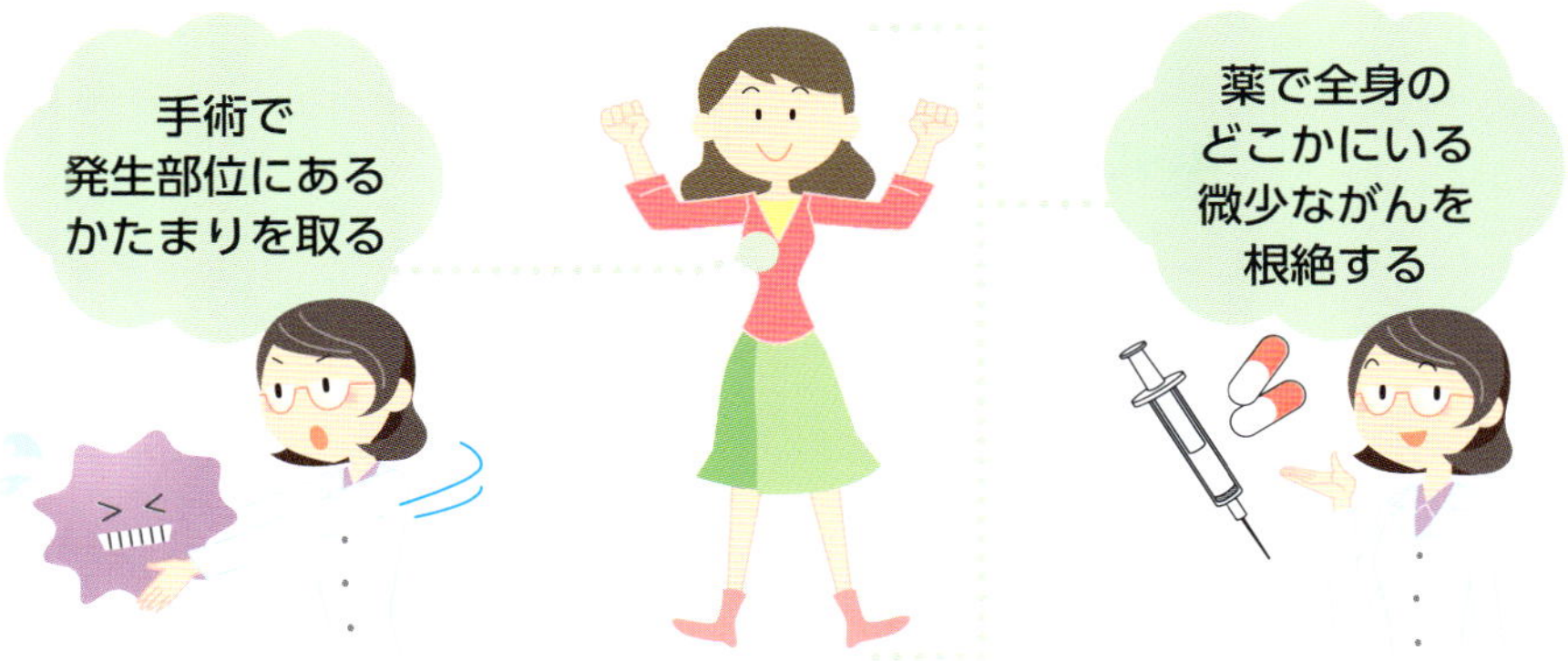
手術で
発生部位にある
かたまりを取る
薬で全身の
どこかにいる
微少ながんを
根絶する

リスク因子	リスク 高	リスク 小
しこりの大きさ	大きい	小さい
血管やリンパ管へのがん細胞の浸潤	浸潤をみとめた 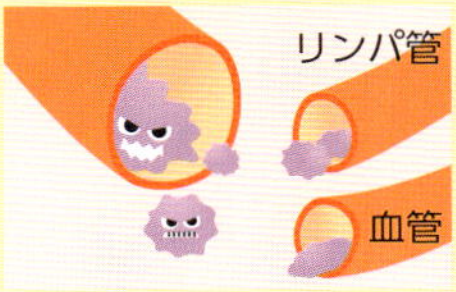	浸潤はみとめられなかった 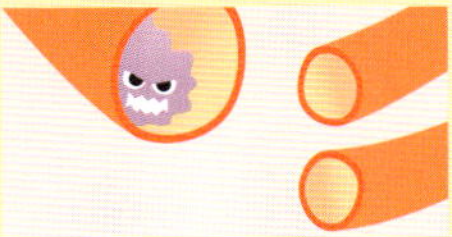
わきの下のリンパ節転移	あり（個数が多い）	なし
女性ホルモン受容体	陰性	陽性
がんの増殖能（Ki67）	高い（30%以上）	低い（14%未満）
がんの悪性度（グレード）	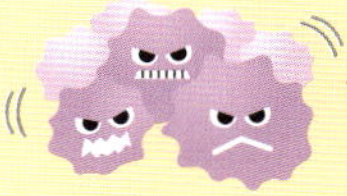 高い	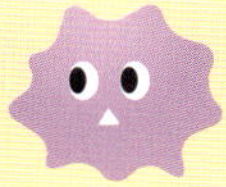 低い
HERタンパク発現	＋（高発現）	－（低発現）

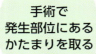

術前か術後かは人によって違う

　手術前におこなう術前薬物療法（通常抗がん剤）には、もともとの病巣を小さくするという効果が期待できます。しこりが小さくなれば手術で切除する範囲も小さくなり、患者さんの心身への負担は軽くなります。

　がんが筋肉や皮膚にまで浸潤していて、そのままでは手術がむずかしい*局所進行乳がんや炎症性乳がんは、まず薬物療法を試みます。薬物療法で乳房の病巣が小さくなれば、手術で根治を目指します。また全摘手術ならすぐに手術ができる状態でも、乳房を温存したいという希望があれば、術前薬物療法でしこりの縮小をはかることもあります。

　しこりの変化を見ることで、その患者さんに対する薬の効き方がわかりやすく、効果を実感しやすいのも術前薬物療法ならではのメリットでしょう。なかには、診断時に認められていたしこりが消えてしまうこともあります。思ったような効果が得られなければ、別の薬に切り替えたり、手術を早めにおこなったりすることも可能です。

　術後は術前の計画にしたがって分子標的薬やホルモン療法が施行されます。病理検査でがんの悪性度やサブタイプが確認されたり放射線の適応が判断されたりしますが、手術後の病理検査で再発のリスクが高いと判断されても、術前の計画以上に薬物療法を追加することは実際にはそう多く※はありません。

　しこりが小さなうちに見つかった場合や、たとえしこりが小さくなったとしても乳房温存術は望まない場合には、術前薬物療法のメリットは少なくなります。それぞれの患者さんのスケジュールなどに合わせて、順番を決めればよいでしょう。ただし、薬物療法を続けている間に増大してしまうがんも数%存在します。術前薬物療法の効果が少ないと予想される場合で、手術が可能な状態であれば、まず先に手術を受けることを勧めるケースもあります。

用語解説

局所進行乳がん　進行しているが、画像上明らかな遠隔転移はしていない乳がん。一般的には、ステージⅢの乳がんを指す。

※この時期に有効性、安全性が証明されている薬物療法は限定されている。

手術の前にするか、手術のあとにするか

薬物療法は手術の前におこなうこともある。手術前に受けるか、手術後に受けるかはがんの状態や患者さんの希望などによって決める

術前薬物療法がすすめられるのは…

- がんが大きいが、できれば乳房を温存したい場合
- リンパ節転移が明らかな場合（いずれにしろ手術だけでなく薬物療法が必要。術前におこなえば薬の効きめがしっかり評価できるうえ、しこりが完全に消えることもある）

しこりが小さければ不要なことも…

しこりの大きさ・縮小具合により

乳房切除手術

術後薬物療法のみでよいケースが多い（進行がんは放射線療法も）

乳房温存手術

手術後に必ず放射線療法を追加する

ごく早期の人以外は術後薬物療法

一般に、化学療法の実施時期が術前か術後かで生命予後は変わらないとされている

術前薬物療法でがんが縮小した例

しこりが消えても病理学的には消えていない場合もあるため、後片付けの手術が必要となる

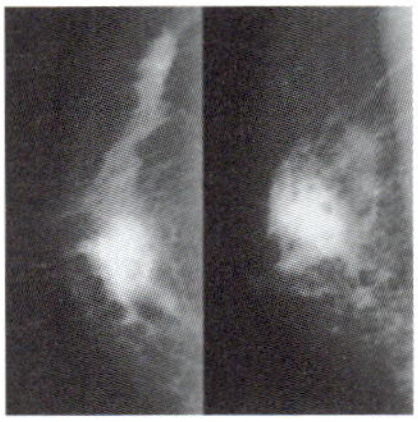

7ヵ月後・・・

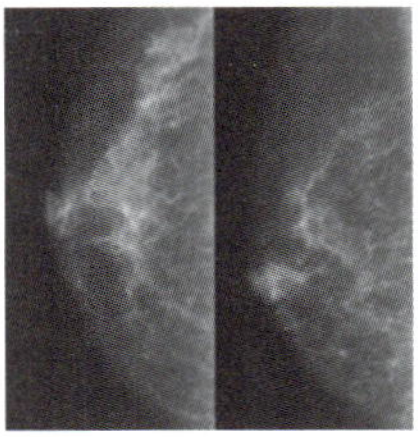

上の写真では、白く見えていた腫瘍（しこり）が、7ヵ月後にはほとんど画像上には映らなくなった

治療薬の種類は3つに大別できる

乳がんの多くは薬がよく効きます。どんな薬を使うかは、初期治療の場合と、再発・転移が起きたときとで少し違いがあります。

初期治療の一環として、再発・転移を防ぐ目的でおこなう薬物療法に用いられる薬は、大きく分けてホルモン療法剤、抗ＨＥＲ2薬（分子標的薬）、抗がん剤の3つがあります。これらの薬のうち、なにをどのように使って薬物療法を進めるかは、乳がんの性質と再発のリスクをもとに決めていきます

薬剤の種類を選択する目安となるのは乳がんのサブタイプです（66頁、70頁）。抗がん剤は、乳がんの性質を問わず、再発の危険性が高ければ使用されますが、ホルモン療法剤や抗ＨＥＲ2薬は、がんの性質によって効果が期待できる人だけに用いられます。

薬物療法、とくに抗がん剤を用いる化学療法には避けがたい副作用もあります。そのため、再発の可能性が低く、進行もゆっくりと考えられる乳がんに対しては、通常、抗がん剤は使用しません。一般的には、しこりの大きさが０・５㎝未満かつ腋窩リンパ節転移がない浸潤がんで、がんの悪性度も増殖能も低いと考えられる場合がこれにあたります。その場合でも、ホルモン受容体がみられるルミナルタイプのがんであれば、ホルモン療法剤の使用は勧められます。手術に加えての薬物療法で、すべての再発が予防できればよいのですが、初期治療の段階である程度進行している場合など、思いどおりにいかないこともあります。再発した場合にも、基本的には、初期治療に用いる3つのカテゴリー薬を含む治療薬を使いますが再発治療には、承認されている薬剤が多いので選択肢は増えます。

一方で、再発が起きた臓器や、患者さんの全身状態、症状などは人によって大きく変わりますので、ケース・バイ・ケースの対応が求められることになります（１４８頁）。

3タイプの乳がん治療薬

乳がん治療に使われる薬は、種類によって作用のしかたはさまざま。
自分の乳がんに適した薬を使い、目に見えないがん細胞の増殖を抑え、
死滅させることで再発を防ごう

ホルモン療法剤

女性ホルモンの影響を受けやすいルミナルタイプの乳がんの手術後に、通常5〜10年間使用する

抗HER2薬
（分子標的薬）

がんの増殖を早めるHER2たんぱくがみられるタイプの乳がんに、抗がん剤とあわせて使用する

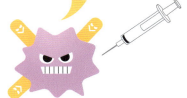

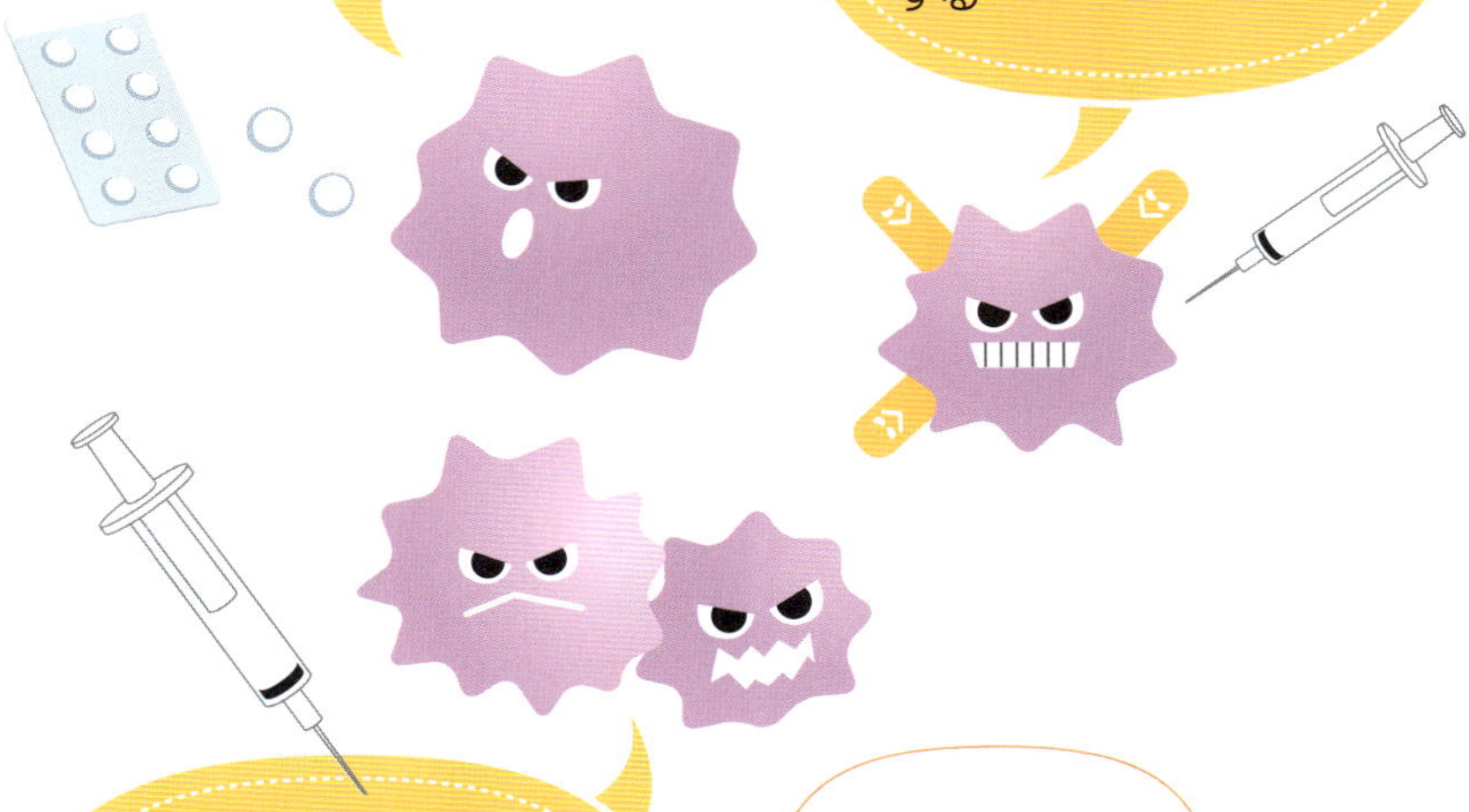

抗がん剤

乳がんのサブタイプを問わず、進行していたり、再発のリスクが高かったりする場合に用いられる

乳がんのサブタイプ（66頁）に合わせて薬を選択します

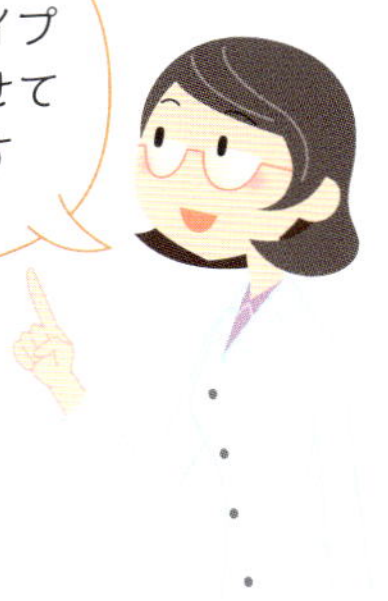

ホルモン受容体陽性ならホルモン療法が有効

乳がんの7～8割は、女性ホルモンのエストロゲンを取り込むことで増殖する性質をもつルミナルタイプで、がん細胞にホルモンを受け入れるエストロゲン受容体やプロゲステロン受容体がみられます。どちらか一方でもあれば、ルミナルタイプと判断されます（66頁）。

ルミナルタイプの乳がんには、ホルモンの分泌を低下させたり、働かないようにしたりすることで、がんの増殖を抑える「ホルモン療法」が有効です。初期治療の一環として手術とあわせてホルモン療法をおこなうことで、再発や転移が起きる可能性は半分近くに減ります。遠隔転移がある場合や、再発した乳がんに対しても、ホルモン療法は患者さんの寿命を延ばす効果が認められています。

体内のホルモン分泌の状態は、女性の場合、閉経前と閉経後で大きく変わります。そのため、ホルモン療法に使われる薬も、閉経前と閉経後で異なる部分があります。

閉経前は、脳下垂体からの指令を受けて卵巣から女性ホルモンが分泌されます。そこで、脳下垂体が発するホルモン分泌の指令が伝わらないようにブロックする「ＬＨ－ＲＨアゴニスト製剤」という種類の薬が有効です。閉経後、卵巣からのホルモン分泌はなくなりますが、体内の女性ホルモン量はゼロにはなりません。副腎から分泌される男性ホルモンがエストロゲンに転換されるためです。そこで、閉経後には男性ホルモンからエストロゲンへの転換を阻止する「アロマターゼ阻害薬」を用います。また、乳がん細胞がエストロゲンを受け取れないようにじゃまをする「抗エストロゲン薬（にせものの女性ホルモン）」は、閉経前でも閉経後でも効果的です。

閉経前の患者さんに抗エストロゲン薬を使用する場合、生理周期が規則的な若年者にはＬＨ－ＲＨアゴニスト製剤との併用を勧めます。

ホルモン療法（初期治療）に用いられる薬

閉経前でも閉経後でも使用可能な抗エストロゲン薬のほか、閉経前のみに用いられるLH-RHアゴニスト製剤、閉経後のみに用いられるアロマターゼ阻害薬で治療を進める

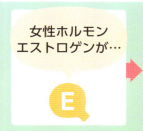

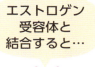

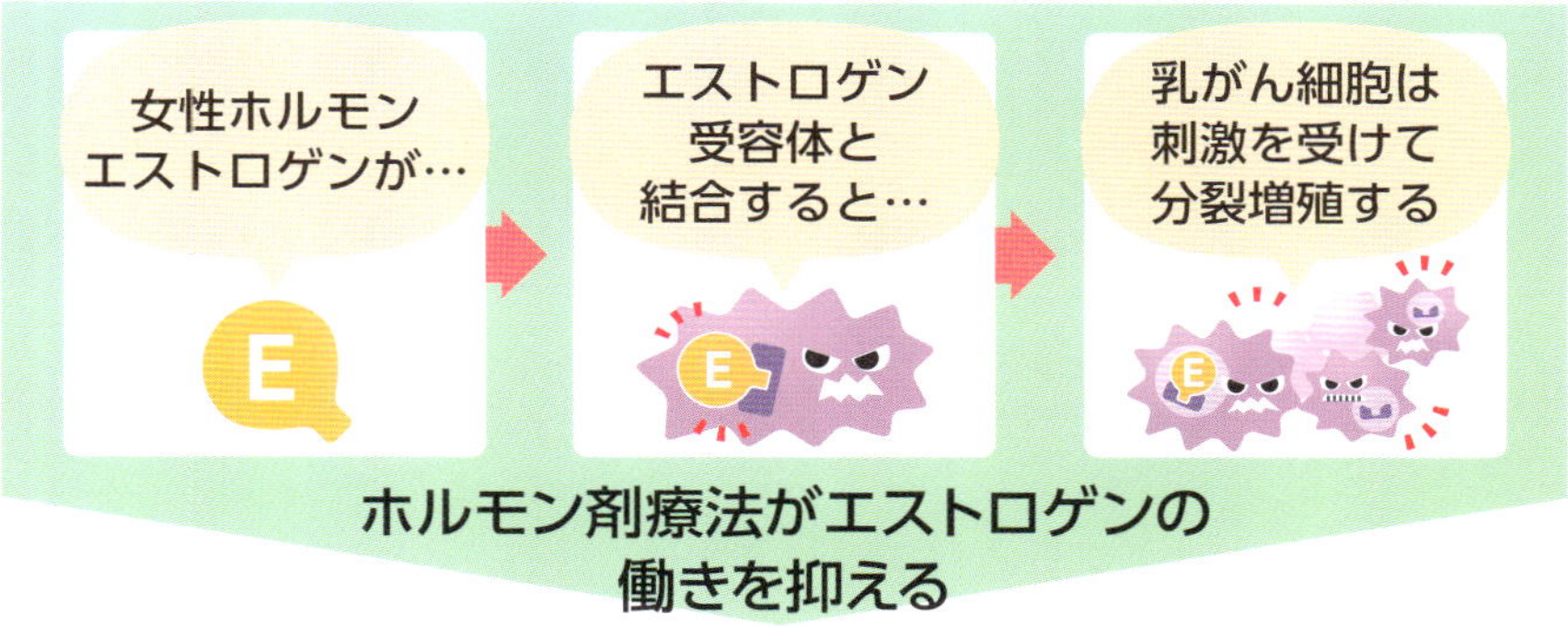

❶ LH-RHアゴニスト製剤

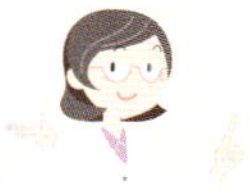

閉経前

がん細胞にエストロゲンを与えない治療

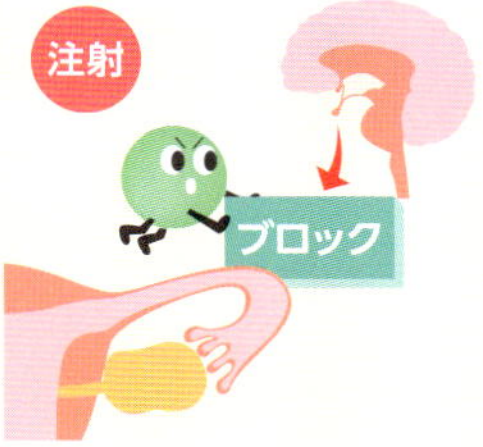

脳下垂体からの「エストロゲンを分泌せよ」という司令を、卵巣に伝えないようにする（2〜5年）

❷ アロマターゼ阻害薬

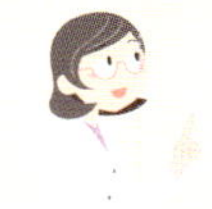

閉経後

がん細胞にエストロゲンを与えない治療

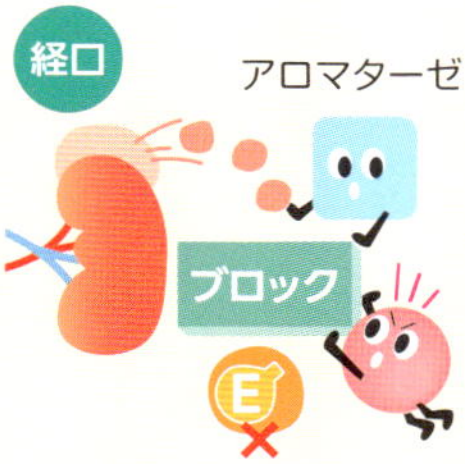

副腎から分泌される男性ホルモン（アンドロゲン）が、アロマターゼという酵素の働きでエストロゲンになるのを阻害する（5年※）

※さらに5年までの追加が勧められることがあるが、骨の健康に留意する

❸ 抗エストロゲン薬

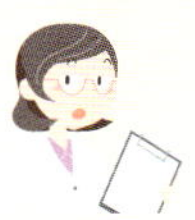

閉経前・閉経後

エストロゲンのにせものを与え、結合を防ぐ治療

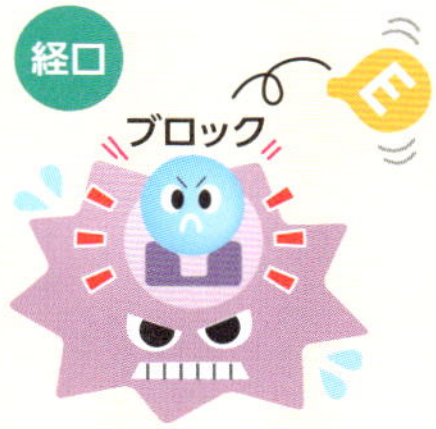

乳がんのもつエストロゲン受容体が、エストロゲンと結合できないようにする（5〜10年）

閉経後は❷または❸、閉経前は❶＋❸または❸

初期治療のホルモン療法は手術後なるべく長く

ホルモン療法の間、妊娠はできません。妊娠を希望せず、目立った副作用もなければ、5年〜10年間続けることを検討します。閉経前であれば、抗エストロゲン薬を5〜10年間服用します。閉経間近でない若年であればこれに加え、LH-RHアゴニスト製剤の注射を1ヵ月に1回、または3ヵ月に1回、2〜5年間続けることで、さらに再発を減らせると期待されています。閉経後は、アロマターゼ阻害薬を5年間服用すると、抗エストロゲン薬の一種であるタモキシフェンを5年間服用した場合にくらべ、さらに再発予防効果が高くなるとされています。タモキシフェンを2〜5年間服用したあと、閉経していればアロマターゼ阻害薬に変更してさらに2〜5年間、合計で最長10年間、服薬を続ける例も増えています（なお、遠隔転移がある場合には、効果があるかぎり続けます　148頁）。

ホルモン療法の副作用は、体内の女性ホルモン量が急激に減少することから生じるものが中心です。LH-RHアゴニスト製剤やアロマターゼ阻害薬はエストロゲンの分泌量を減らすため、抗エストロゲン剤も間接的に卵巣機能を低下ぎみにさせるため、更年期症状に似た急なほてりやのぼせ、朝方の関節のこわばり、めまいなどが起こることがあります。続けるうちに軽くなっていく人が多いのですが、症状をやわらげる薬もあるので医師に相談してみましょう。また、アロマターゼ阻害薬は、エストロゲンの骨密度を保つ働きに影響し、長期的には骨密度の低下をまねき、骨を弱くするおそれがあります。その場合は、抗エストロゲン薬に変更したり、骨を守る働きのある薬を使用したりします。

なお、タモキシフェンの服用で子宮体がん*のリスクがほんの少し（千人に3人ほどといわれています）高くなります。定期的な子宮がん検診（子宮体がん検診）を心がけることも大切です。

用語解説　子宮体がん　子宮体部の内側にある子宮内膜に発生するがん。子宮がん検診は、通常の子宮頸部（こちらはウイルスが原因）の細胞診以外に子宮体部の細胞診も受けておいたほうがよい。不正出血があったらすぐ受診を。

初期治療におけるホルモン療法の進め方

継続期間は5年から10年に伸びてきている

種類	薬剤名 カッコ内は主な商品名	使い方	
		閉経前	閉経後
LH-RHアゴニスト製剤	●ゴセレリン酢酸塩（ゾラデックス） ●リュープロレリン酢酸塩（リュープリン）	1ヵ月に1回または3ヵ月に1回の注射 **2～5年** 最近は6ヵ月に1回の薬剤も開発されています。	
抗エストロゲン薬	●タモキシフェン（ノルバデックス）	毎日の服薬 **5～10年** 閉経間近の場合は、LH-RHアゴニスト製剤とは組み合わせない。	毎日の服薬 **5～10年**
アロマターゼ阻害薬	●アナストロゾール（アリミデックス） ●エキセメスタン（アロマシン） ●レトロゾール（フェマーラ）		毎日の服薬 **5年** アロマターゼ阻害剤の長期使用により骨折リスクが増加する場合がある※

＋

治療や治療終了時の閉経により途中で切り替えることがあります

合計で最長10年

※最初からアロマターゼ阻害剤の場合、そのまま10年継続する有効性も証明されていますが、骨の健康に留意します。骨密度のモニタリングが必要です。

ＨＥＲ２陽性なら抗ＨＥＲ２療法をおこなう

乳がんの患者さんの約20%は、がん細胞の表面にＨＥＲ２というたんぱく質が過剰に存在しています。ＨＥＲ２は、ほかのたんぱく質（ＨＥＲファミリー）と結合すると細胞の核に情報を伝えて増殖を促し、進行を早めてしまいます。

ある細胞がもつ特定の分子を標的として作用する薬を分子標的薬といいます。がん細胞だけをターゲットにするため、比較的副作用が少ないとされています。抗ＨＥＲ２療法は、ＨＥＲ２陽性の乳がんに対する分子標的薬を用いた治療法です。ただ、再発予防効果を高めるために通常は抗がん剤と組み合わせて使用するため、抗がん剤による副作用はさけられません（１１６頁）。

病変の組織を染色してＨＥＲ２の量を調べる方法（ＩＨＣ法）で３＋なら、抗ＨＥＲ２療法の対象になります。０と１＋なら対象外ですが、２＋の場合は、ＨＥＲ２をつくる遺伝子の量を調べる方法（ＦＩＳＨ法）で陽性（高発現）と判断された人を対象に、抗ＨＥＲ２療法をおこないます。

乳がんの分子標的薬の代表は、トラスツズマブ（商品名ハーセプチン）です。１週間に１回、または３週間に１回の点滴を１年間続けます。トラスツズマブがＨＥＲ２と結合すれば、増殖のサインを送れなくなりＤＮＡ合成のスイッチがＯＮになりません。さらに、トラスツズマブと結合したＨＥＲ２を目印に、免疫細胞ががん細胞を見つけて破壊するというメカニズムも働き出します。結果的にがんは死滅していくことが期待されます。

なお、再発後の治療ではトラスツズマブが効きにくい場合は、ペルツズマブ（商品名パージェタ）との併用やラパチニブ（商品名タイケルブ）などの分子標的薬や、抗がん剤を内包したT-DM1（カドサイラ）を用いることもあります。

がん細胞を狙い撃ちする分子標的治療

乳がんに用いられる分子標的治療薬の代表はトラスツズマブ（商品名ハーセプチン）。HER２タイプ、ルミナルBタイプ・HER２陽性（67頁）の場合に使用される

1

約20%の乳がん患者のがん細胞には表面にHER2たんぱくがたくさん存在する

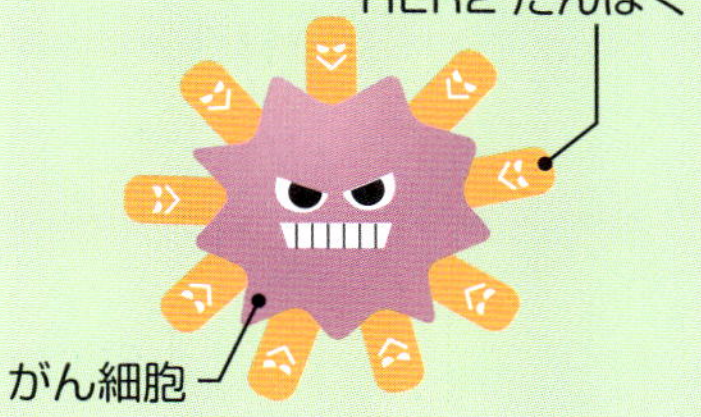

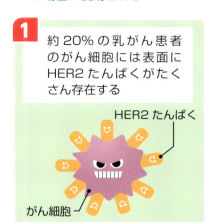

2

HER2たんぱくはほかのたんぱく質と結合することで増殖の指令を出す

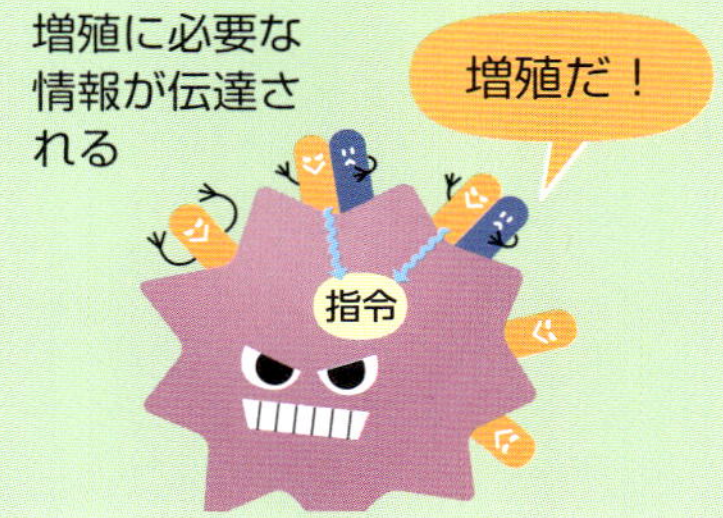

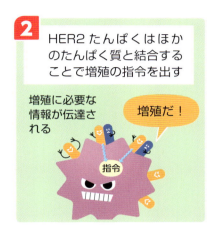

分子標的薬 トラスツズマブを投与すると

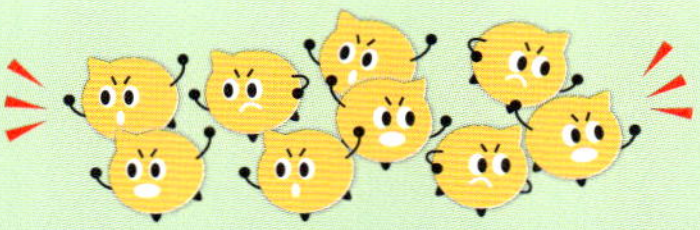

悪性度が高いHER2陽性の乳がんですが、抗HER2療法により、再発の危険性が半分近くに抑えられるようになっています。

3

トラスツズマブはHER2たんぱくと結合し、増殖情報の伝達を阻止する

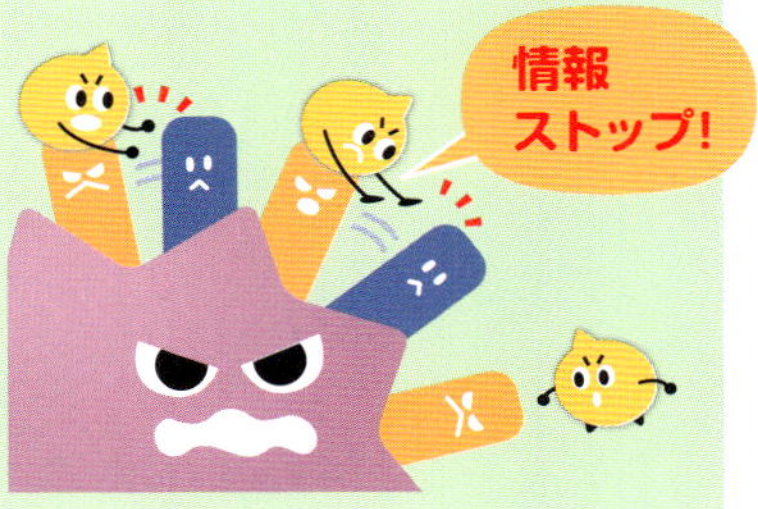

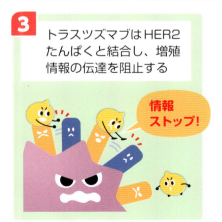

4

さらに、免疫細胞がトラスツズマブと結びついたがん細胞を破壊する

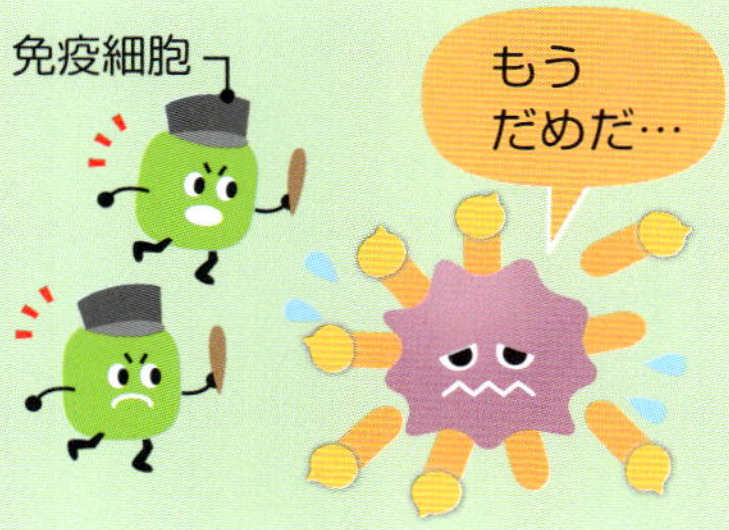

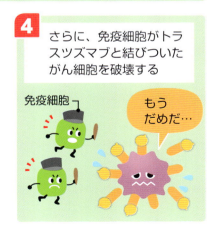

化学療法では数種類の抗がん剤を併用する

抗がん剤を用いる薬物療法は化学療法といわれ、抗がん剤をからだのすみずみまで行き渡らせ、血液やリンパの流れにのって流出した可能性のあるがん細胞を追い詰め、死滅させるのが目的です。

世界中のさまざまな研究データから、乳がんの初期治療における化学療法は、再発率、死亡率をともに低下させることが明らかになっています。

乳がんの化学療法では、効率的にがんをやっつけるために、働きの異なる複数の抗がん剤を組み合わせます。これを多剤併用療法といいます。抗がん剤の種類は非常に豊富で、再発時の治療法も合わせると、多剤併用療法も標準的なものだけで10以上もあります。よく使われるのは、細胞のDNAを攻撃するアンスラサイクリン系のドキソルビシン（商品名アドリアシン）やエピルビシン（商品名ファルモルビシン）、細胞分裂を阻害するタキサン系薬剤のパクリタキセル（商品名タキソール）、ドセタキセル（商品名タキソテール）など。これらに、さらに別のタイプの薬（シクロホスファミドなど）を組み合わせ、個々の患者さんにもっとも効果があると考えられる治療を続けていきます。

投与法もさまざまです。多くは3週間に1回、場合により毎週の点滴投与を1コース（1クールということもあります）とし、これを手術前や手術後に4回（毎週の場合は12回）くり返します。通常、入院の必要はなく、通院して外来で投与を受けます。

抗がん剤は、どんなサブタイプの乳がんにも、理論上はがん細胞の増殖を抑える働きをしますが、効果はサブタイプごとに多少異なりHER2タイプが一番効果が高く、次にトリプルネガティブの一部、そしてルミナルBタイプの順です。そのため、再発リスクの低いルミナルAタイプであれば、ホルモン療法のみで基本的には抗がん剤は使わないことが多いのです。

初期治療も多剤併用療法で効果を高める

抗がん剤は種類豊富。作用のしかたが異なる複数の薬を使うのが効果的

3大抗がん効能

① DNAの合成を阻害してがんを抑える

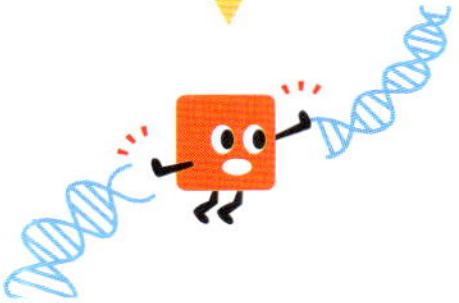

② がん細胞の分裂・増殖を阻害する

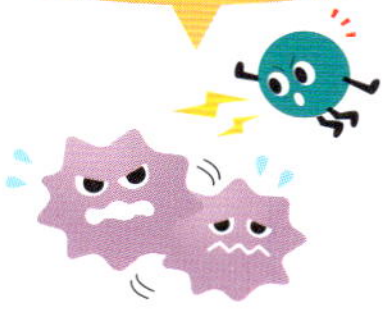

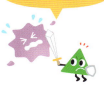

③ がんのDNAを直接攻撃する

がん細胞を死滅させると同時に細胞分裂する正常な細胞にも影響を与えるため、副作用もあります。

初期治療の多剤併用療法の投与スケジュール（参考例）

① CAF療法やFEC療法、AC療法、EC療法 → ❶を4コースしたのち❷を4コース

白血球の数などに応じ、3週間ごとに1回50分ほどの点滴

		1週目	2週目	3週目	4週目
C	シクロホスファミド	点滴（1回）			
A/E	アドリアマイシン／エピルビシン	点滴（1回）			
(F)	5－FU	点滴（1回）			

② タキサン療法 タキサン（❶ドセタキセルもしくは❷パクリタキセル）❶は3週ごと、❷は毎週の点滴。❶は4コース、❷は12回

		1週目	2週目	3週目
T	ドセタキセル	点滴（1回）		
	パクリタキセル	点滴（1回）	点滴（1回）	点滴（1回）

点滴は1回につき90分間ほど

③ TC療法 3週間ごとに1回90～120分ほど点滴 → 通常4コース

		1週目	2週目	3週目
T	ドセタキセル（タキソテール）	点滴（1回）		
C	シクロホスファミド	点滴（1回）		

化学療法の副作用対策（支持療法）

抗がん剤を用いた化学療法を始めるとき、患者さんが大きな不安をいだくのが副作用についてでしょう。抗がん剤の作用は、増殖をくり返すがん細胞だけでなく体内の正常な細胞、とりわけ増殖がさかんな毛根細胞や血液細胞をつくる骨髄*などに影響を与えます。毛根細胞が抗がん剤の影響を受けると脱毛し、骨髄への影響では主に白血球（好中球）の減少により、主に細菌に対する免疫が一時的に低下します。無理をせず、からだを休めましょう。

副作用は、薬の種類によって多少違いがあり、現れ方の程度も患者さんごとに異なります。また、薬に対する不安感など精神的な理由で、吐き気や倦怠感などが増強することもあります。

ただ、最近は副作用の対策（支持療法）は進歩しています。たとえば、おう吐や吐き気は抗がん剤を点滴する前に、強力な吐き気止めを使用することで、完全ではありませんがかなりコントロールできるようになり、おう吐する人は激減しました。

薬の効果と副作用の出方は関連しません。「副作用が大きい分、抗がん剤の治療効果も大きい」とはいえませんし、「副作用が少ないから薬が効いていない」などということもないので、できるだけ苦痛を少なくできるよう、つらいときは遠慮なく医師や看護師、薬剤師に相談しましょう。

抵抗力の低下や吐き気、味覚の変化、爪の変化などは一時的なもので、抗がん剤治療が終了すればすべて元に戻っていきます。脱毛は年齢や卵巣機能の低下後のホルモン療法などの影響も受けるため、完全に元通りとはいかない人もいます。

また、タキサン系薬剤（パクリタキセル、ドセタキセル）で起こりやすい手足のしびれは、治療後、数年たっても残っている場合もあり今後の課題です。不快感が残るおそれはあっても再発予防の効果は高いので、よく使われているのが現状です。

用語解説　骨髄　骨の中央部にあるやわらかな組織。血球（白血球、赤血球、血小板）は骨髄で造られる。

抗がん剤の主な副作用と対応策(支持療法)

抗がん剤はがん細胞だけでなく細胞分裂をしている正常細胞に作用するため、副作用が出やすい。しかし、あらかじめ対策がとれるものもあるので、遠慮なく医師、薬剤師、看護師に相談を

脱毛

頭髪だけでなく、眉毛やまつ毛、体毛が抜けることもある。使用を止めると、再び髪の毛は生えてくる。はじめの2年ぐらいはくせ毛になることが多い。前髪や頭頂の再発毛は遅め

➡ **帽子やスカーフ、ウィッグを活用する**

爪の異常

爪の色が黒ずんだり、横向きに溝が入る変形をしたりして、割れやすくなることがある

➡ **マニュキアでカバーしてもよい。爪切りを使わず、ヤスリで整えるようにしよう。1年ほどで回復する**

味覚の障害・変化

味の感じ方が変わることがある。塩味やコクがわかりにくくなる

➡ **薬では対応しにくい。味つけの工夫(酸味など)で乗り切ろう。一時的なものであり、数ヵ月で治っていく**

口内炎

口の中の粘膜が荒れてヒリヒリしたり、口内炎ができたりする

➡ **抗がん剤治療前にむし歯や歯周病は治しておくとよい。治療中はうがいの回数を増やし、口内を清潔に保つ。抗がん剤点滴中の口腔内冷却(氷など)が有効といわれている**

吐き気・おう吐

抗がん剤が消化管の細胞やおう吐に関係する神経に働きかけるため、投与後数日間続く

➡ **使用する薬剤によって程度は異なるが、吐き気止めの薬を部分的に使用することで対処する。CAFやFECには3剤、タキサン系の薬剤には1剤の制吐剤で予防する**

便秘・下痢

抗がん剤が腸の動きに影響を及ぼし便秘や下痢を起こすことがある

➡ **医師に相談し、適切な薬を処方してもらうとよい**

神経への影響、感覚の異常

手足のしびれ(これだけは後に残ることがある。タキサン系の薬剤を使った場合、後半に出現)

➡ **症状が強ければ休薬も検討するので、医師に相談しよう**

白血球の数が一時的に減少

白血球のなかでも好中球が減ると感染症を起こしやすくなる

➡ **うがい、手洗い、など感染予防を心がける。好中球を増やす薬(G-CSF)を使うこともある**

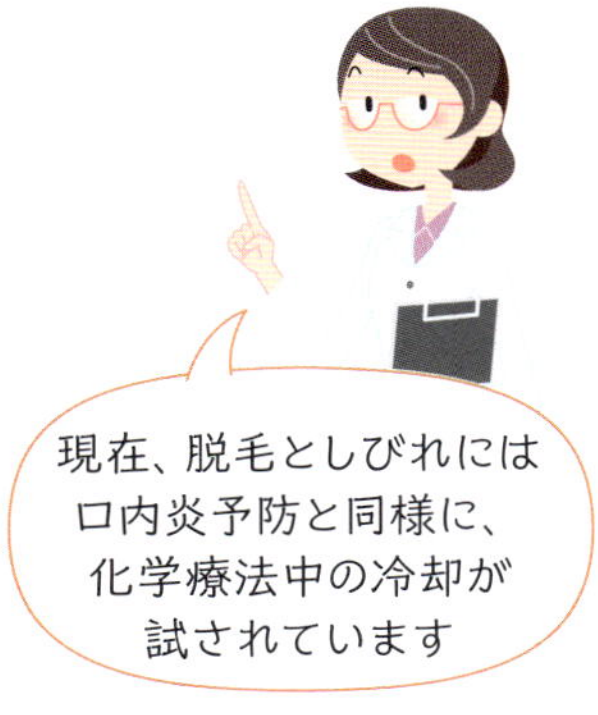
現在、脱毛としびれには口内炎予防と同様に、化学療法中の冷却が試されています

支持療法は今後発展が期待されている分野。情報を注意深く確認しよう

乳房再建手術を受けるなら

受けるかどうか、よく検討する

乳房切除手術によって失われた乳房のふくらみを、人工物（インプラント）や、自分のおなかや背中の組織の一部（自家組織）を用いて取り戻すことを乳房再建といいます。乳房の摘出により、喪失感で暗い気持ちから立ち直れなかったり、ボディイメージの大きな変化で日常生活に不自由さを覚えたりする人もいます。乳房再建手術は、心身の悩みの予防・解決に大きく役立つこともあります。乳房の再建が再発の危険性を高めたり、再発時の発見・治療をむずかしくすることはありません。

ただ、再建のしかたや再建手術の時期、回数はさまざまです。多くの場合、乳房の再建手術は、乳がんの切除手術を担当する乳腺外科医と協力体制にある形成外科医が担当します。どこで、いつ、だれに、どんな方法で執刀してもらうかなどといった検討も含め、乳がんの手術の前に、主治医とよく話し合っておくことが必要です。再建する乳房の形や大きさについても、よく相談しておきましょう。

一方で、どんな場合でも思いどおりに再建できるわけではありません。乳がんの進み方や再発リスクの高さ、患者さんの全身状態によっては、乳房再建はむずかしいと考えられる場合もあります。また、初期治療で放射線照射をおこなった場合、皮膚が硬くなって伸びにくくなり、インプラント法による再建はむずかしくなることもあります。

「再建のことまで頭が回らない。とりあえずは乳がんの治療に専念したい」ということであれば、もちろんそれでかまいません。乳房手術後、何年たっていても、患者さんの全身状態が良好であれば改めて再建手術を検討することができます。

乳房を再建するか、手術前に考えておく

乳房を全摘する予定なら、手術前に乳房の再建を希望するかどうかよく考え、医師に相談しておく

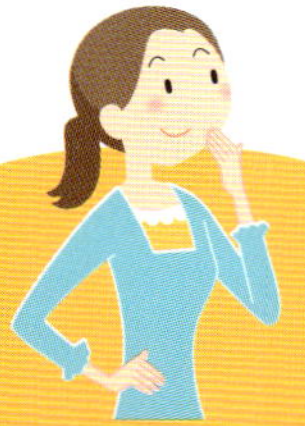

乳房切除手術を受ける人

とりあえず再建はしない

乳房を切除した人向けの補整具などもある(142 頁)。まずは乳がんの治療に専念し、病状が落ち着いたあと、ゆっくり考えてからでも再建手術は受けられる

インプラントを入れて再建したい

からだに新たな傷を残すことなく、乳房のふくらみを取り戻せる。人工物のため、手術をしていないほうの乳房と、感触などが異なる。欠点は放射線照射後は原則適応外であることと、一生のうちに入れ替えを要することもあること

自分の組織を使って再建したい

おなかや背中の組織を使って乳房のふくらみをつくる。傷が増えることと、高度なテクニックを要する、手術が長時間になるなどの点から、近年はインプラントが適用できない場合に積極的に検討されることが多い。利点は一生ものであることと、放射線照射後でも実施可能であること

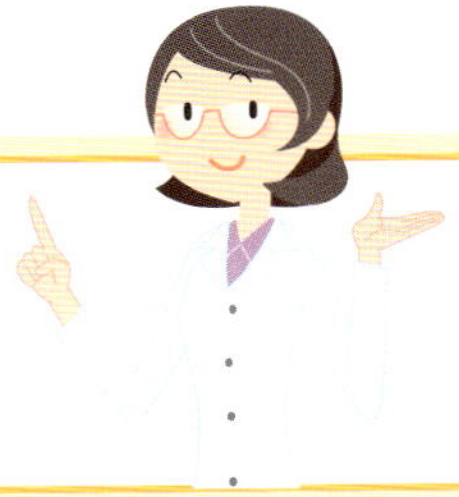

希望どおりの再建手術が受けられるかどうかは、がんの状態や初期治療の内容にもよる。主治医とよく相談を！

再建手術の時期・回数はそれぞれ2つ

乳房再建は、再建をおこなう時期により、乳房切除手術と同時に再建する「一次再建（同時再建）」と、数ヵ月～数年の期間を置いてから改めて乳房を再建する「二次再建」の2つに分けられます。

手術と同時におこなう一次再建のメリットは、乳房を失ったことへの喪失感をあまり感じなくてすむことです。一方で、切除手術のみの場合より手術時間が長くなり、入院期間も延長され、感染症リスクも二次再建よりはやや高いという点は承知しておきましょう。

比較的がんが進行していて術後の放射線療法（放射線療法後は原則自家組織再建のみが選択肢）が必要とされる場合や、再発リスクが高いと考えられるために薬物療法を続けている場合には、ひととおり術後の治療を終え、転移・再発リスクが低い状態になってから再建を検討するほうが望ましい場合もあります。二次再建は、乳房切除の組織が安定してからおこなうため、乳房の形や、切除していない側の乳房とのバランスなどをゆっくり考えて、計画的に実施できるというメリットもあります。

また、再建を1回で済ますか2回に分けておこなうかで、「一期再建」「二期再建」にも分けられます。1回の手術でインプラントを入れたり、自家組織を移植したりする方法が一期再建です。

二期再建では、まずティッシュ・エキスパンダーという（仮の）バッグを埋め込み、バッグ内に生理的食塩水を注入できるようにします。その後、数週間ごとに、バッグ内に生理的食塩水を注入し、半年ほどかけて皮膚を十分に伸ばす処置をおこなったあと、数ヵ月後に改めてインプラントと入れ替えます。

乳房再建は手術ですから、患者さんの全身状態によっては避けたほうがよいこともあります。持病がある人は、手術が可能かどうか、医師とよく相談するようにしましょう。

いろいろある乳房再建の方法

乳房再建手術は、再建のための手術をおこなう時期や回数、再建に用いる材料などによって、いくつかのタイプに分類される

時期による分類	回数による分類	方法	特徴
一次再建	一次一期再建	インプラント法（皮膚が残せる場合）	● 乳がん手術と同時に再建手術。１回で完了する ● 皮膚が残せるならインプラントによる再建が可能 ● 自家組織（おなかや背中も組織）の移植による再建が可能 ● 乳頭・乳輪が残っている場合は１回で完了 ● 乳頭・乳輪が切除されている場合は後日、乳頭作成術をおこなって完成
		自家組織移植	
	一次二期再建	インプラント法（エキスパンダー＋インプラント）	● 乳がん手術と同時にエキスパンダーを挿入。その後皮膚を徐々に拡張させ、インプラントと入れ替える手術をする ● 必要があればさらに後日乳頭作成術をおこなって完成 ● 現在はこの方法が主流
二次再建	二次一期再建	自家組織移植	● 乳がんの手術とは別の時期に、乳房再建手術をする ● 自家組織移植は自然な感触の乳房を再建できるが、おなかか背中に新たな傷ができる ● インプラントを使う場合は、エキスパンダーの挿入、インプラントへの入れ替えのために、合計２回の手術が必要になる ● 乳頭・乳輪が切除されている場合は後日、乳頭作成術をおこなって完成
	二次二期再建	インプラント法（エキスパンダー＋インプラント）	

乳房再建手術のいろいろ

再建手術の方法は、ふくらみの部分に人工物（インプラント）を用いる方法と、自分のからだの筋肉や脂肪など（自家組織）を胸部に移植する方法があります。自家組織を使う主な方法には、おなかの組織を使う「腹直筋《ふくちょくきん》皮《ひ》弁法《べんほう》」と、背中の組織を移植する「広背筋《こうはいきん》皮《ひ》弁法《べんほう》」があります。

自家組織を移植する方法は、より自然に再建が可能な半面、技術的にむずかしく、おなか、あるいは背中に大きな傷あとが残ります。２週間程度の入院も必要です。

インプラントを入れる方法は身体的な負担が少なくてすみますが、やはり人工物ですのでやや違和感が続くこともあるようです。時間がたつにつれ、自分の乳房との違いが目立つようになったり、交換が必要になったりすることもあります。それぞれのメリット、デメリット、反対側の乳房とのつりあいなどをよく確認したうえで、手術方法を決めるとよいでしょう。

以前は自家組織を移植する方法しか健康保険の適用がなかったのですが、２０１３年にインプラントを用いる方法についても全面的に保険適用が認められました。手術にかかる費用の自己負担分がどちらの方法でもあまり変わらなくなったことで、インプラントを用いる方法を選ぶ人が圧倒的に多くなっています。

インプラント法は、通常、２回に分けて再建をおこないます（一次二期再建もしくは二次二期再建）。インプラントを入れる前に皮膚を伸ばす処置を受けるために、数週間に１回、３〜６ヵ月ほど通院する必要がありますが、インプラントを入れる２回目の手術は日帰りでも可能です。乳頭・乳輪を残す乳頭乳輪温存乳房切除術や皮膚温存乳房切除術が可能な場合には、乳がんの手術と同時にインプラントを入れる一次一期再建もできます。

乳房再建手術の進め方

**現在は、からだへの負担が少ないインプラント法が主流。
保険適用が認められている**

1 人工乳房を使う再建術

インプラント法

胸筋の下にシリコンでできた人工乳房を埋め込み、ふくらみを再現する

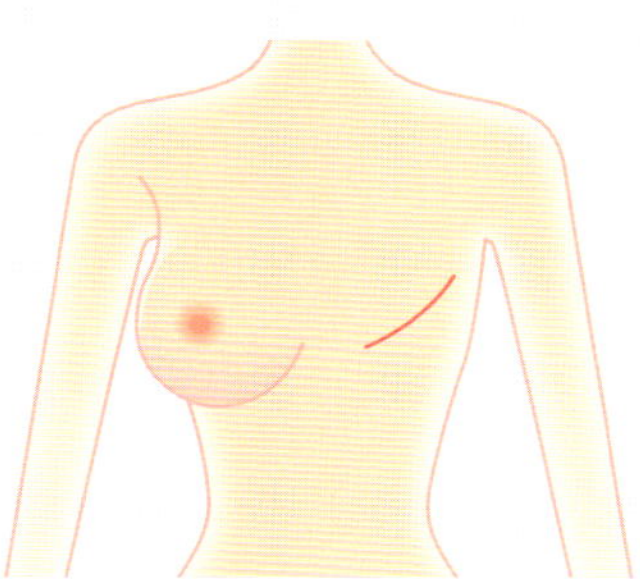

1 乳房の切除後の傷を切開する

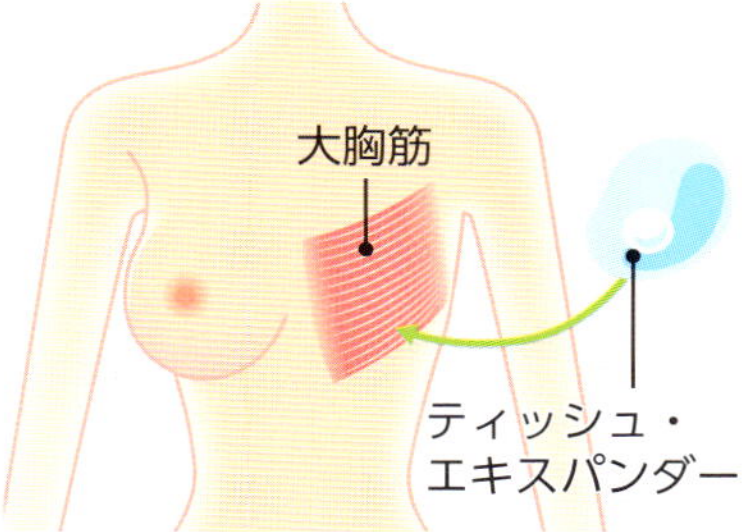

2 大胸筋の下に仮のバッグ（ティッシュ・エキスパンダー）を埋め込み縫合する

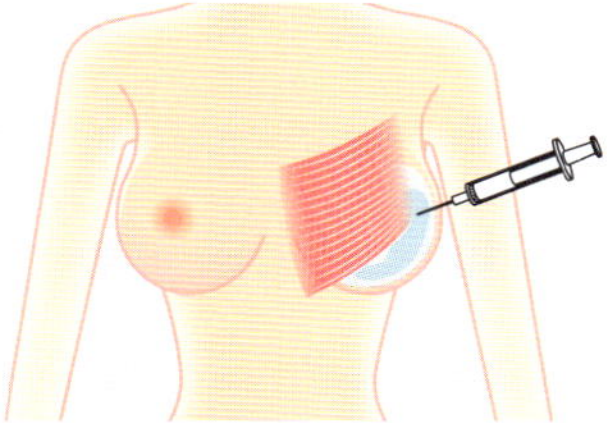

3 傷が落ち着いたら、数週間ごとに通院し、仮のバッグの中に少しずつ生理食塩水を注入する。こうすることで、胸が内側からふくらみ、皮膚がすこしずつ伸びる

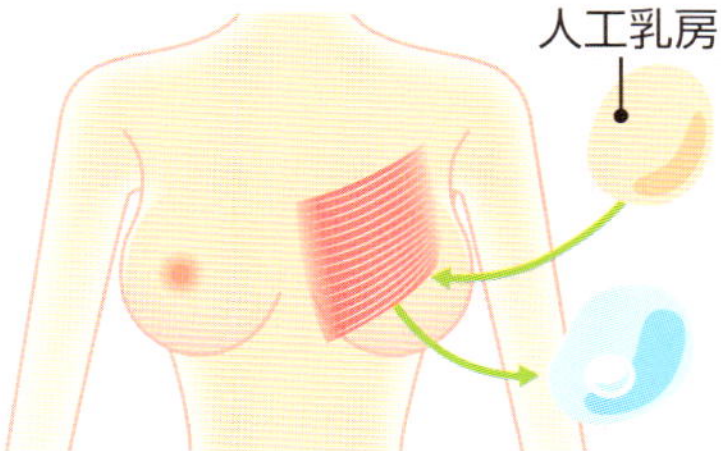

4 皮膚が十分に伸びたら、再び切開して仮のバッグを取り出し、シリコン製の人工乳房を挿入する

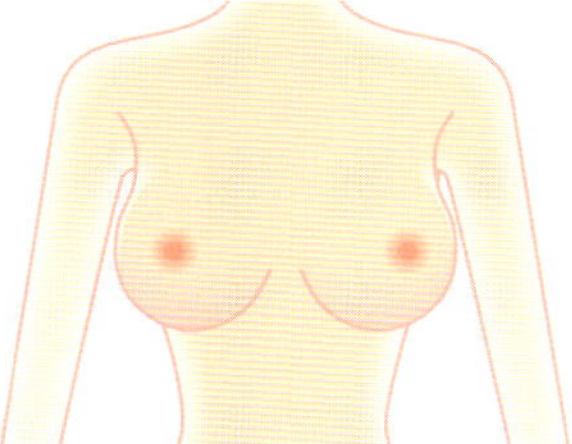

5 再建した乳房が安定してから（自然な下垂状態、左右差など必要に応じて修正が完了してから）乳輪と乳頭を作成する

2 自家組織を使う再建法 腹直筋皮弁法

おなかの皮膚・脂肪・筋肉・血管を使う。
腹筋が弱まる可能性がある

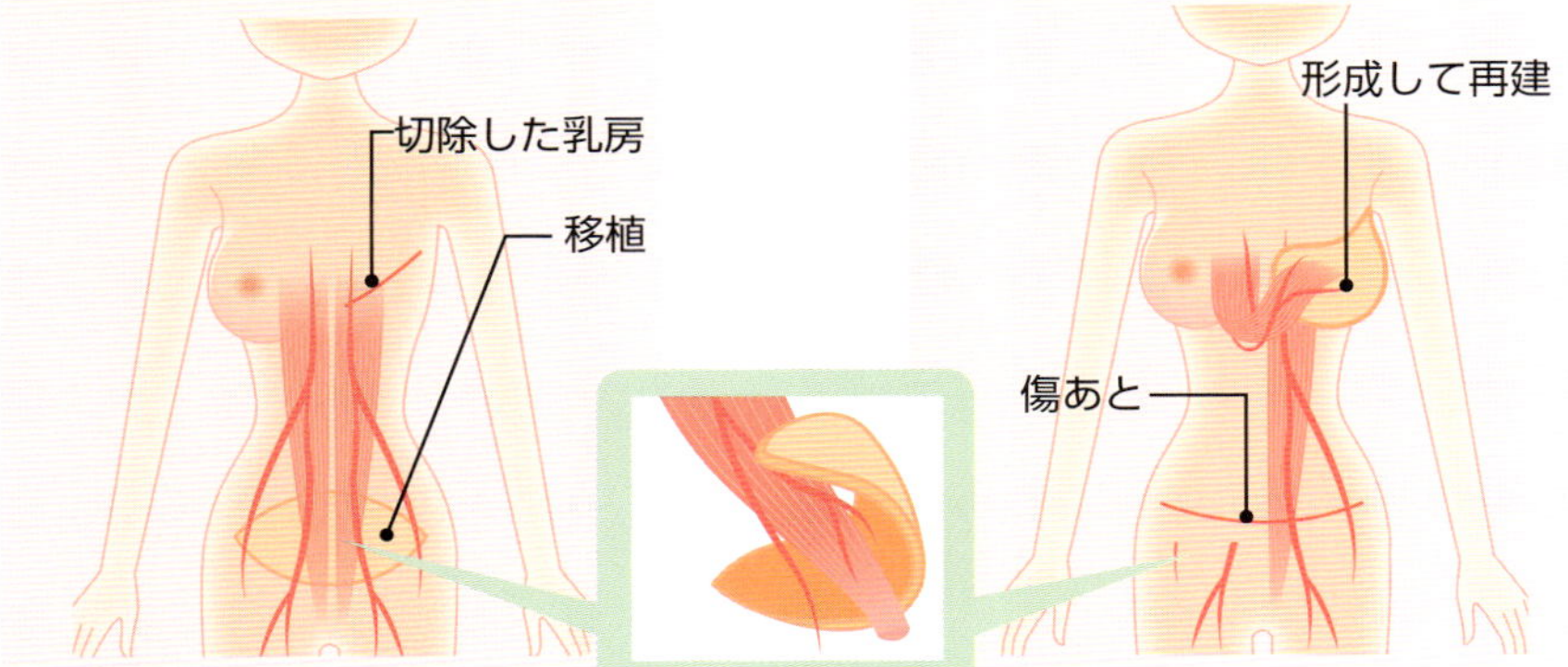

腹直筋は、手術した乳房とは反対側のもの（縦長）を使用する。表面のキズは図の通り横長

1. 腹部を切開し、腹直筋を皮膚、脂肪、筋肉、血管とともに切り離す
2. 組織を胸部に移植。血管を吻合《ふんごう》し、形成する
3. 再建した乳房が安定してから、乳輪と乳頭を作成する

3 自家組織を使う再建法 広背筋皮弁法

背中の皮膚や脂肪、筋肉を利用する。
おなかの組織を使うより負担は軽い

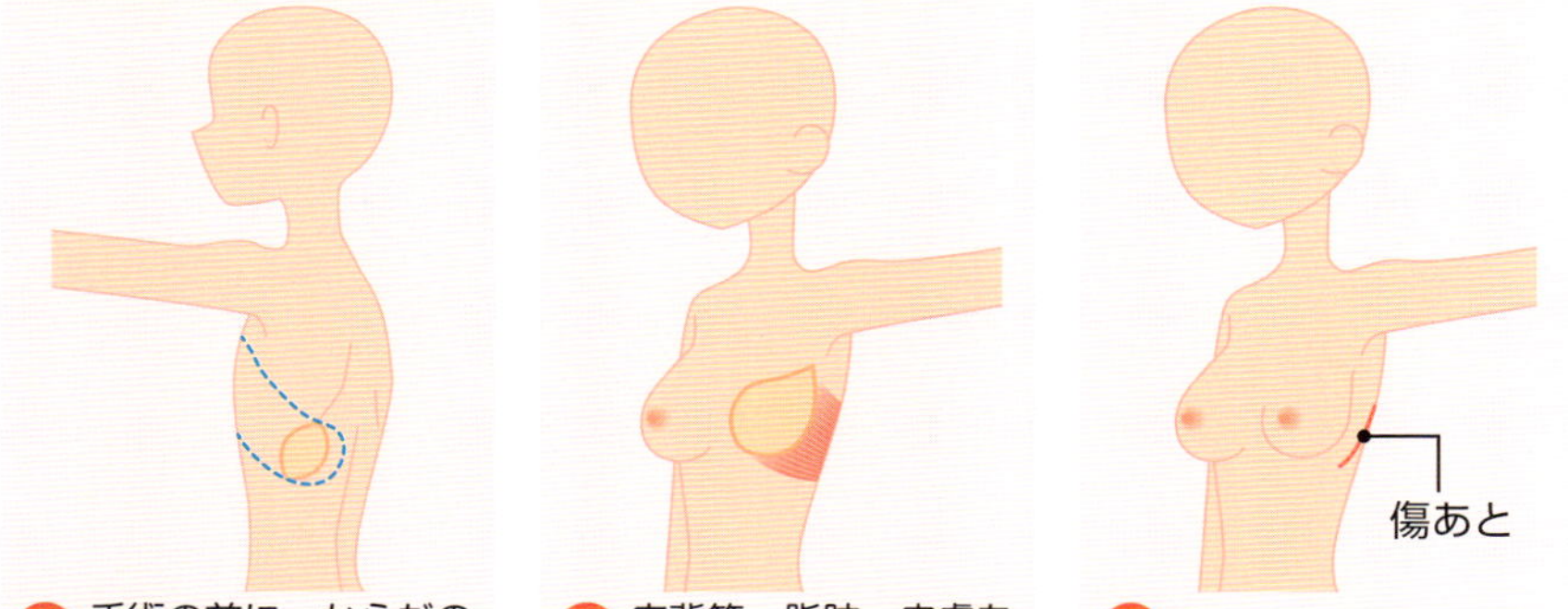

1. 手術の前に、からだのどの部分を切り取ってどの部分にあてるか、デザイン線を引く
2. 広背筋、脂肪、皮膚を切り取り、血管がつながったまま、皮膚の下を通して同側の胸部に移植
3. 形成して再建する
4. 再建した乳房が安定してから、乳輪と乳頭を作成する

第４章

いきいき暮らし続けるためのヒント

乳がんの治療は、短期間で終わる場合もありますが、術後の追加治療が長く続くこともあります。手術をしたことによる体の変化や、再発への不安など、悩みが生じやすいポイントと対策法を知り、療養中・療養後の不安を解消していきましょう。

退院後の生活に特別な制限は不要

乳がんの場合、手術を受けて退院する頃には、身のまわりのことはだいたい自分でできる程度まで体力は回復しています。

退院後、患者さんすべてに共通する生活上の制限はありませんが、回復には個人差があります。自分の体調に合わせ、無理のない範囲で治療前の生活を取り戻していきましょう。

退院後、通院しながら抗がん剤治療やホルモン療法、放射線療法を続けている場合には、今後の治療の予定がはっきりすれば体調の変化も予測できます。

治療が続いている間は、体調の変化が生じやすい時期には予定を詰め込まないなど、日々のスケジュール調整をしていくとよいでしょう。

抗がん剤の治療を受けている場合には、免疫機能が低下しがちですので、感染症予防を心がけてください。白血球が減っている時期には人混みを避ける、外出時にはマスクをする、外出後はしっかりうがい・手洗いをするなど、毎日の心がけが重要です。冬場に抗がん剤の投与が予定されている場合には、時期をみてインフルエンザのワクチン接種を受けておくとよいでしょう。

パートナーがいる人にとっては、性生活も日常の一部でしょう。性生活についてもとくに制限はなく、基本的に傷の痛みがなければいつでも再開してかまいません。

性交渉をすることで女性ホルモンの分泌量は増えたりしません。ただ、ホルモン療法などの影響で膣が乾燥し、性交痛がみられることがあります。その場合は、潤滑ゼリーの使用を考えましょう。

なお、治療中は避妊が必要です。薬の副作用で生理が止まっていても、いつ排卵が再開するかわからないので、コンドームを使うようにしてください。

無理せずゆっくり、ふだんの生活へ

乳がんになったからといって、生活するうえで特別な制限は必要ない。ふだんの生活を取り戻していこう。ただし、無理はせず、自分の体調に合わせるようにしよう

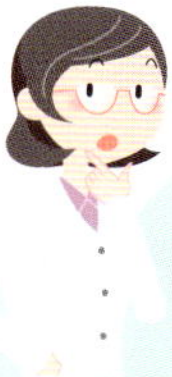

退院後

家事や仕事は無理のない範囲で再開。腕の上げにくさはしばらく続く。ゆっくりリハビリテーションに取り組もう（132 頁）

日常動作もリハビリになる

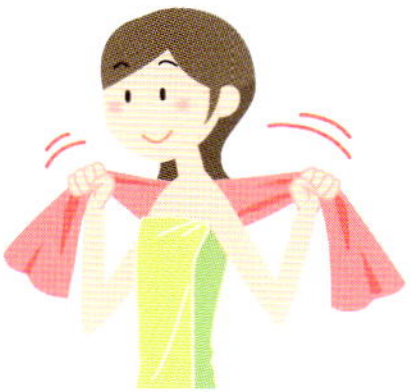

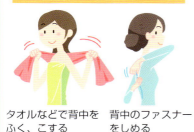

タオルなどで背中をふく、こする

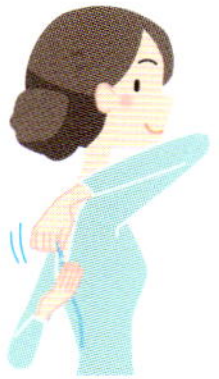

背中のファスナーをしめる

追加治療中

放射線療法や抗がん剤治療の副作用がつらいときは、無理せず休養をとろう。免疫機能が低下しがちなので感染症に注意。人混みを避け、うがい・手洗いを心がけるようにする

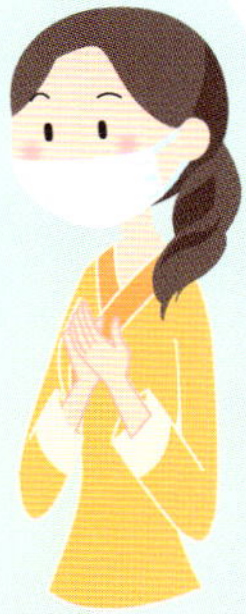

パートナーとの生活

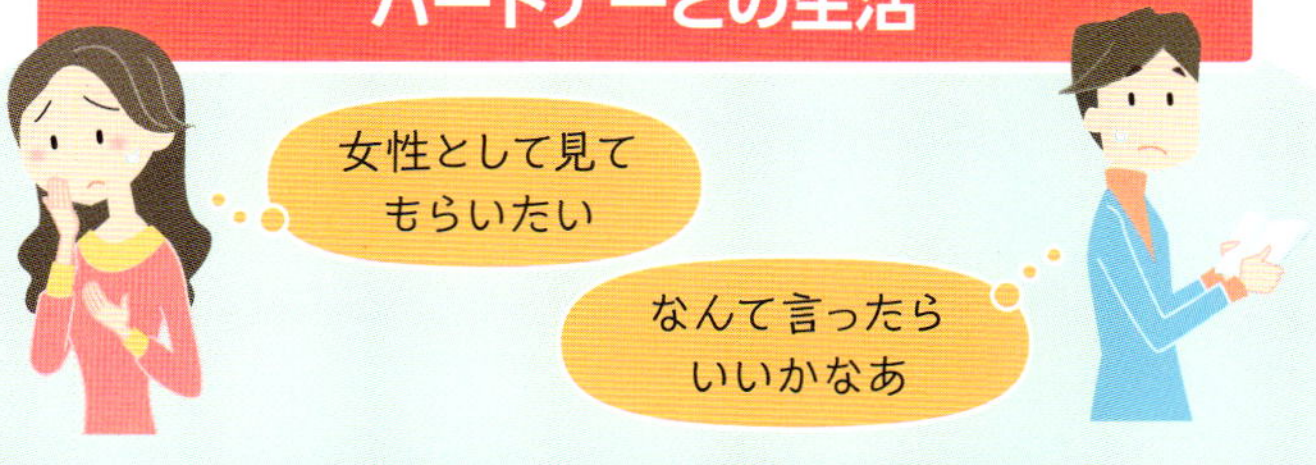

女性として見てもらいたい
なんて言ったらいいかなあ

まずは素直にお互いの気持ちを伝える。退院後、早い時期であればあるほどスムーズに話しやすいことが多い

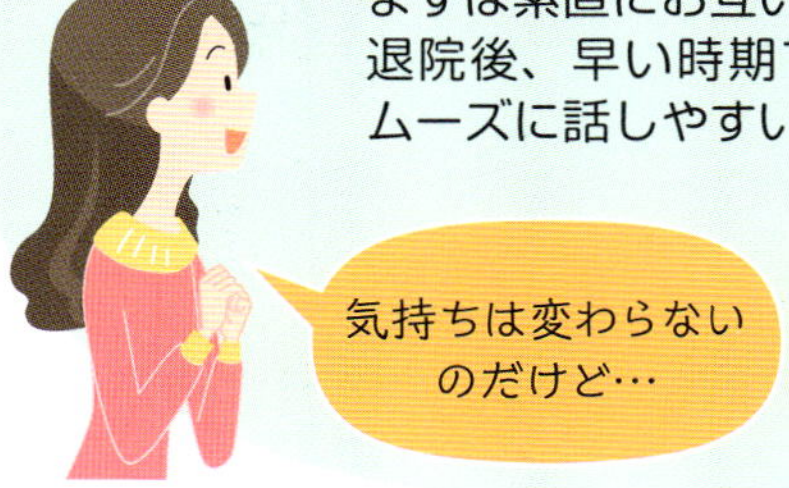
気持ちは変わらないのだけど…

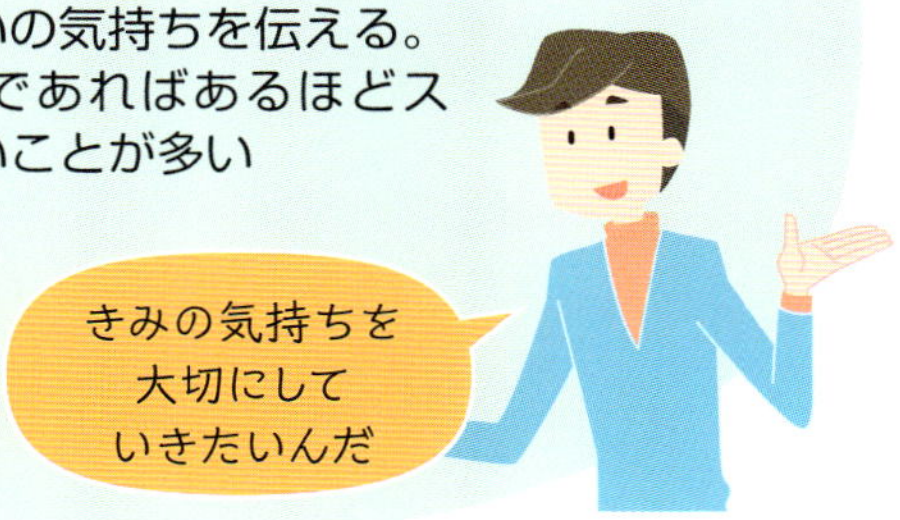
きみの気持ちを大切にしていきたいんだ

治療が終われば妊娠・出産も可能？

これから子どもをもちたいという場合、妊娠のタイミングは慎重に計画することが望まれます。

治療が完了していれば、妊娠・出産や授乳が再発リスクを高めるおそれはないと考えられています。術後治療が放射線療法のみであれば、治療終了後すぐに妊娠しても問題ありません。一方、抗がん剤治療やホルモン治療の場合は、最後に投薬を受けたあと、しばらくは薬の影響が続きますので、治療終了後数ヵ月間の期間を置いたほうがよいでしょう。薬の影響がなくなってから妊娠するのであれば、おなかの赤ちゃんになんらかの異常が現れる確率は、一般女性の場合と変わらないことがわかっています。

ただ、薬剤によっては5年以上の服用年数を要することもあります。40歳前後の女性の場合、治療開始時に月経があっても、ホルモン療法中に月経が止まり、そのまま閉経に至ることもあります。妊娠を希望するなら、妊娠可能な年齢と再発リスクを考え合わせ、パートナーとともに主治医と相談しながら、治療方法を選ぶことも必要になってきます。治療を中断しての妊娠は、再発のリスクを多少高めます。それでもよい、という覚悟が必要です。

乳がんが発見されたときに、すでに妊娠していたという場合には、治療と妊娠・出産との両立を考えます。手術のための麻酔薬や一部の抗がん剤は、妊娠中期になれば影響は少なくなりますので、基本的には妊娠していないときと同様に、必要に応じて治療します。ただし、放射線療法、ホルモン療法、分子標的薬を使った治療は、おなかの赤ちゃんに悪影響を及ぼすおそれがあります。これらの治療が必要な場合には出産後まで待つ必要があります。

妊娠時に乳がん治療が終了していれば、どの産婦人科でもかまいませんが、治療と妊娠・出産を両立させたい場合には、乳腺外科と産婦人科とが連携した施設にかかるのが安心です。

妊娠・出産はタイミングをみて計画的に

まずはパートナーとじっくり話し合おう。妊娠のタイミングは、追加治療とのかねあいをみながら慎重に計画することが大切

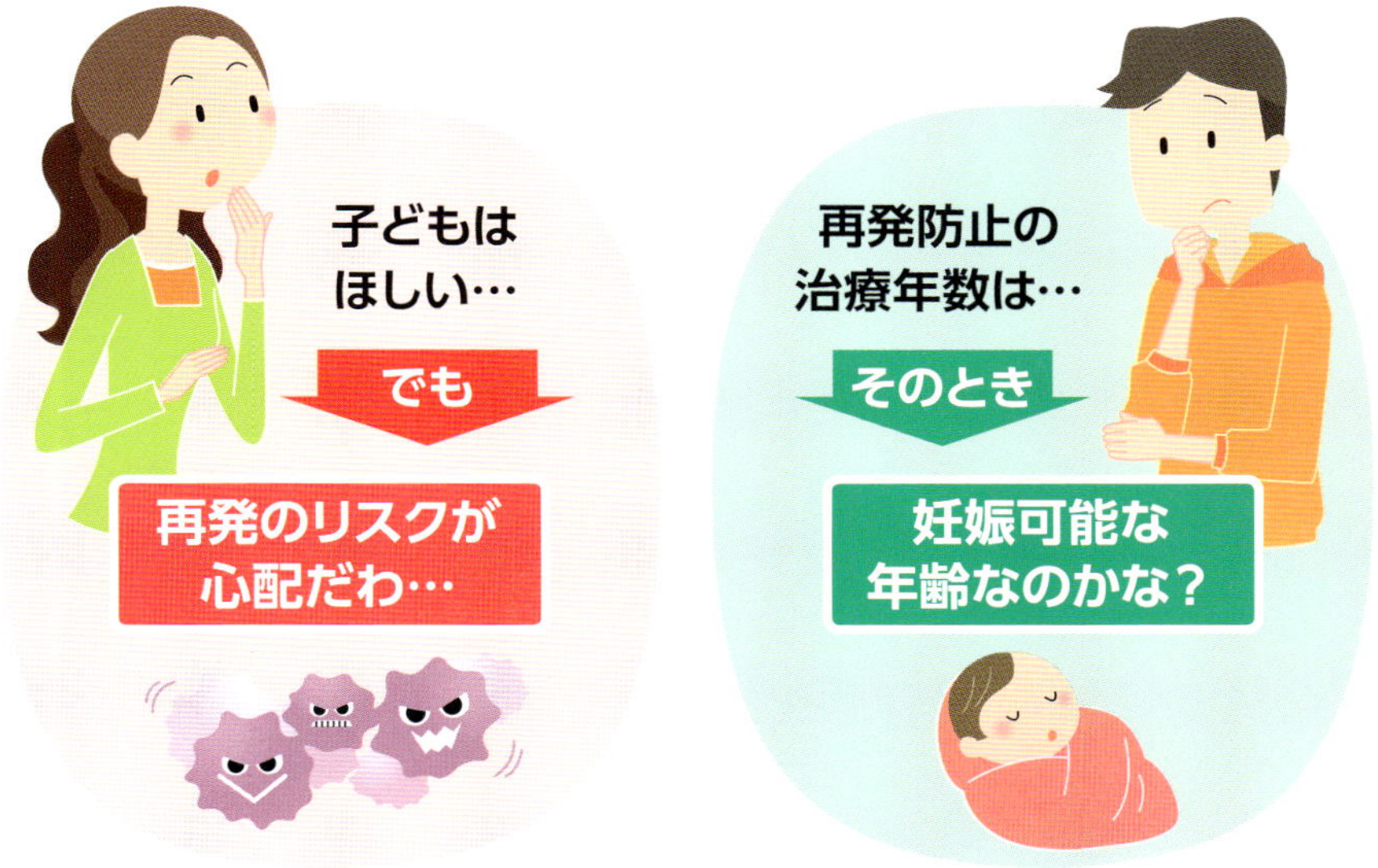
子どもは
ほしい…
でも
再発のリスクが
心配だわ…
再発防止の
治療年数は…
そのとき
妊娠可能な
年齢なのかな？

出産可能年齢を考えて、治療完了前に妊娠を希望するときは

1. 必ずパートナーとともに、主治医と十分相談する。場合により、卵巣や受精卵もしくは卵子保存など生殖医療について詳しい産婦人科医にも相談することが望ましい
2. 結果的に治療を途中で打ち切り、妊娠を計画することもあるが、乳がんの主治医とは密に連絡をとる
3. 乳がんの主治医と連携のある産婦人科での出産がおすすめ
4. 治療を中断しての妊娠の場合は、再発のリスクが多少高まることへの覚悟が必要

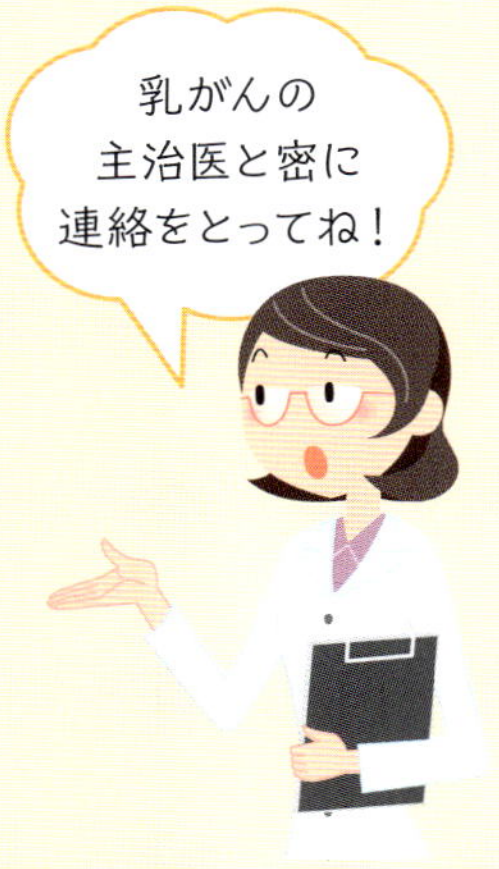
乳がんの
主治医と密に
連絡をとってね！

主治医、パートナーと十分話し合うことが大切です。

日常生活を取り戻す

手術後のリハビリは入院中から開始

乳がんの手術を受けた直後は、手術した側の腕が上がりにくくなることがあります。手術後の傷みや、縫合したところを伸ばすことへの恐怖心もあるからですが、動かさないでいると、ますます動きにくくなってしまいます。

手術の方法や切除範囲によって障害の程度は異なりますが、とくに腋窩リンパ節郭清を受けた人は、リンパ浮腫《ふしゅ》（１３４頁）の予防・改善のために、なるべく早い時期から体を動かすこと、つまりリハビリテーションへの取り組みがすすめられています。

指やひじの曲げ伸ばしなど、軽い運動は手術当日からでもできます。ただし、傷口にドレーンが挿入されている場合は、無理をしないようにして医師の指示にしたがってください。

手術後数日たち、ドレーンが取れてほぼ日常生活が送れるようになったら、少しずつ本格的なリハビリを開始します。腕を引く運動や、腰・肩タッチなど、軽い運動をそれぞれ5回程度、慣れてきたら10回まで増やして、1日2、3セットおこないます。術後2週間ほどしたら、壁のぼり運動を始めましょう。勢いをつけず、じわじわと腕を伸ばしてみます。耳タッチ、肩タッチなども腕の可動域を戻すのに有効です。

服の着脱や洗濯もの干しなど、日常動作もリハビリテーション効果があります。急激に動かすと痛みが出ることもあるので、ゆっくり動かすようにします。つらいと感じることが多いかもしれませんが、術後3～6ヵ月ほどで楽になってきます。腕が上がるようになってからも、術後1～2年間は意識的にリハビリに取り組んでいきましょう。

用語解説 ドレーン　手術後の傷口から出る血液や体液などを排出する管。

手術後のこわばりを取り戻すリハビリ法

入院中からリハビリ開始！　手指の運動なら手術当日からでも始められる。
退院後のリハビリは、自宅で、自分で取り組むのが基本

入院中

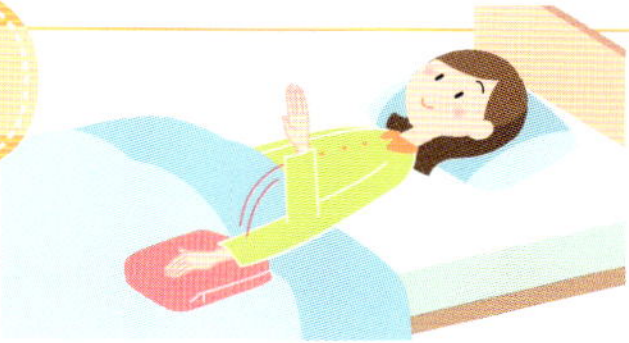

ひじの曲げ伸ばし

枕の上に手を置き、上げ下げして、ひじだけを曲げ伸ばしする。肩の関節を動かすことが怖い人でもできる

指の曲げ伸ばし

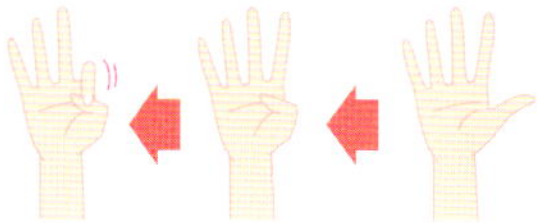

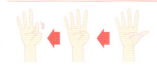

親指から一本ずつ指を曲げ、また開く

ボール握り

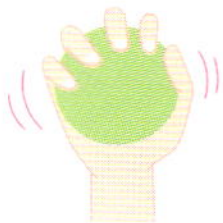

やわらかいボールやスポンジなどをニギニギ

自分の力ではうまくリハビリが進まない場合は、主治医や看護師と相談して理学療法士を紹介してもらいましょう。

退院後

壁のぼり運動

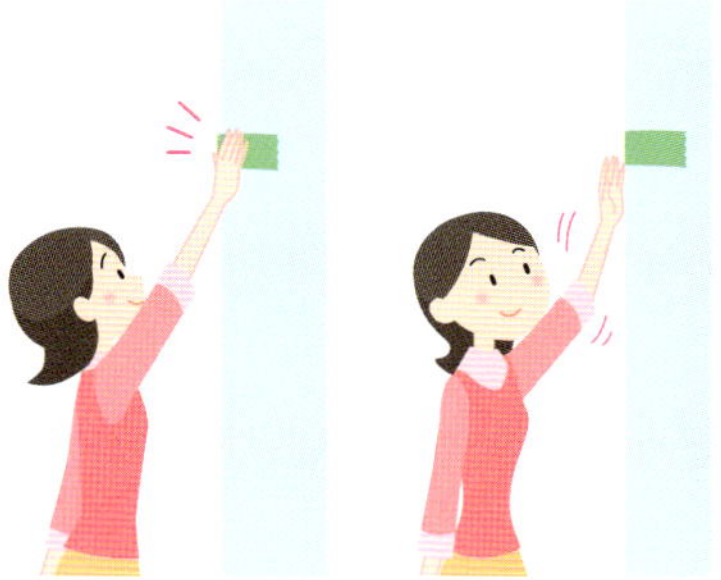

壁に向かってたち、手術をしていないほうの腕を伸ばして一番高いところにしるしをつける

しるしを目標に、手術したほうの腕をじわじわと伸ばす

腰・肩タッチ

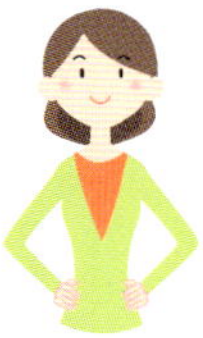

まっすぐに立ち、腰に両手をあてる

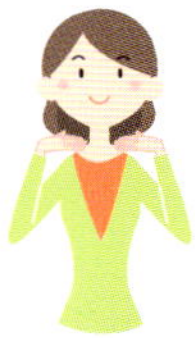

その手を肩に置く。これを繰り返す

耳タッチ

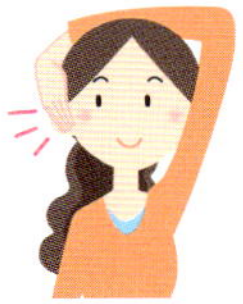

手術した側の腕を上げて、反対側の耳にさわる。そのまま10秒キープ

腕を引く運動

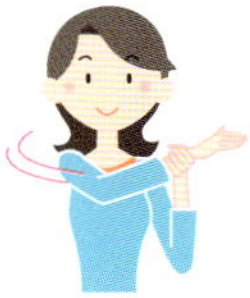

手術していない側の手で、手術した側の手首を支えて、健康なほうの肩に向けて引き上げる

不快なリンパ浮腫への対応法

　体内には、栄養素や老廃物などを運ぶリンパ液が流れる管（リンパ管）がはりめぐらされています。腕のリンパ液は手先からわきに向けて、体液をからだの中心に戻すように流れています。ところが、乳がん手術で※わきの下のリンパ節郭清をした場合、この流れが滞りやすくなります。リンパ液がリンパ管内にたまったまま滞ることで起きるのが「リンパ浮腫」です。腕がむくんだように腫れ、だるさ、痛みなどの症状を伴うこともあります。リンパ浮腫は、術後何年たっても起こる可能性があります。実際、術後10年以上たってから起きた人もいます。

　リンパ浮腫の予防には、術後のリハビリが重要ですが、このほか、日常生活でも注意したい点があります。まず、リンパ節郭清をおこなったほうの腕は締め付けないこと、重労働はしないこと、けがをしないようにすることです。手術した側の腕では血圧測定や注射をしないこと。きつい指輪や腕時計などもしないでください。体型を補正するような締め付けの強い下着や、窮屈な服装は避け、腕を動かしやすい、ゆったりとした服を選ぶことも大切です。

　ふつうリンパ浮腫では腕が白くむくみますが、リンパ管炎を起こすと炎症を起こして赤味を帯びたむくみが生じます。こうなると抗生剤の治療を要します。やけど、虫刺され、ささくれ、深爪などで細菌が侵入することが原因ですので、小さな傷も避けられれば避けたほうがよいのです。

　浮腫がつらいときには、肩を上げ下げする運動や、腕をやさしくなでるようなマッサージでリンパの流れを促します。それでもつらければ、リンパドレナージというリンパ浮腫改善の特別なマッサージを専門のセラピストから受けることもできます。また、手や腕を適度に圧迫することでリンパ液の流れを補佐する「弾性《だんせい》スリーブ」を着用する方法もあります。医師や看護師に相談しましょう。

※センチネルリンパ節生検のみで済んだ手術のあとも、多少リンパ液の流れが悪くなることがあります。

リンパ節郭清を受けた人の注意点

手術した側の腕は酷使しない、傷つけないように心がけよう。

むくんでつらいときのための弾性スリーブの購入は、医師や看護師に相談してからがよい

重いものを持つ、持ち上げる動作

重いものを持つ動作は無理がかかることがある。利き腕のほうを手術した人は、無意識に使ってしまうことがあるので、注意！

運動するときは…

手ぶらや、ペットボトル(500ml)程度の重さのものを持ちながらの運動はよい。痛みや違和感があるときはおこなわない。

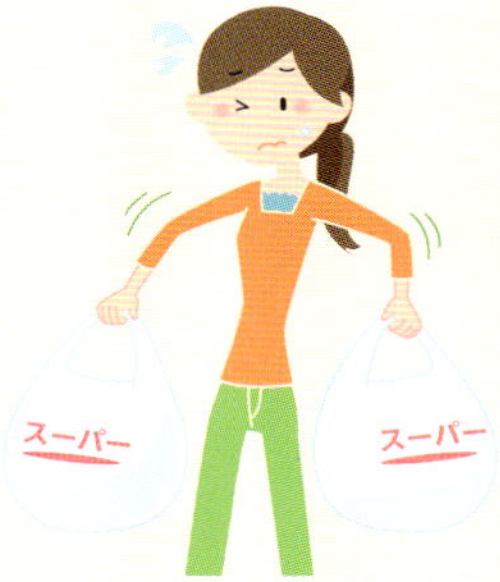

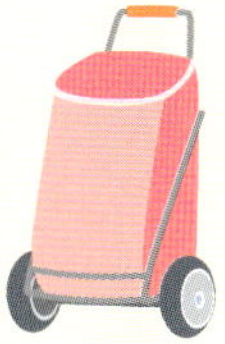

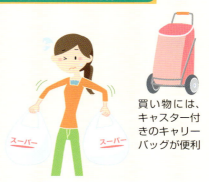

買い物には、キャスター付きのキャリーバッグが便利

腕や手を傷つけないように

リンパの流れが悪いと、侵入した細菌もそこにとどまりやすいためリンパ管炎（赤いむくみ）につながる。けがや虫刺され、やけどなどに注意が必要

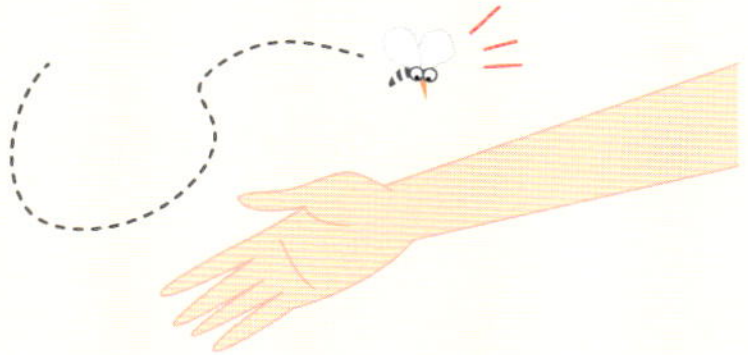

血圧測定、注射

やむをえない場合、採血はOK。薬液を注入するような注射は可能なかぎり生涯避けること

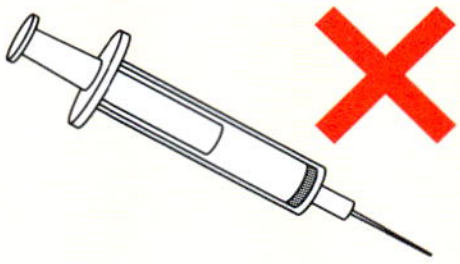

手術した側の腕では、受けない

弾性スリーブ

むくみの症状に適した圧力のものを選ぶ必要があるため、購入前に医師、看護師に相談を

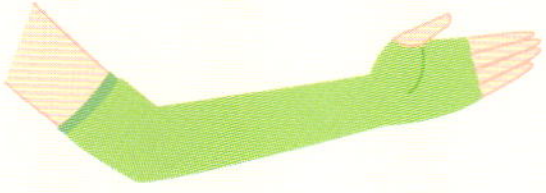

食事は食べすぎ、かたよりを避ければよい

乳がんとわかってから、食事に大きな関心を寄せるようになったという患者さんも多くみられます。治療後、再発のリスクを下げられないかとあれこれ模索している人も少なくないでしょう。

結論からいうと、食生活を変えることで再発リスクを下げられることを示す報告は、今のところ肥満回避と飲酒習慣改善以外にはありません。乳がんの治療中も治療後も、一般的に食事内容の制限はなく、神経質になることはありません。

ただし、肥満は、乳がんの再発リスク、死亡リスクをほぼ確実に高めてしまうことがわかっています。診断の時点ですでに肥満ぎみだった人、治療中に太ってしまったという人は、食生活を見直し、体重コントロールをはかることがすすめられます。

高カロリー・高脂肪の食事を続けていたり、酒量が多かったりすると、当然、太りやすくなります。こうした習慣があれば、改めることは必要です。

一方で、炭水化物をとらない、あるいは動物性脂肪をとらないようにするなど、極端な食事制限をすることは、一般的な健康維持の観点から望ましくありません。食事内容はバランスよく、食べすぎは避けるという程度でよいでしょう。

サプリメントを利用して、特定の栄養素を多くとる必要もありません。再発リスクを下げる可能性を指摘されている大豆イソフラボンも、サプリメントのかたちで大量に摂取することの安全性や効果は証明されていないため、安易な使用は慎みましょう。

ただ、食品としての大豆、大豆食品（煮豆や豆腐、厚揚げなど）をメニューに取り入れることは勧められます。動物性脂肪を控えながら、良質なたんぱく質やカルシウムをとることができます。

再発リスクを下げるための心がけは、新たながんの発症を防ぐための生活（28頁）とも一部重なります。気負わず、できることを続けていきましょう。

おいしいものをバランスよく！

乳がんだからといって食事の制限はないので、食生活を楽しもう。
ただし、食べすぎによる肥満には注意が必要

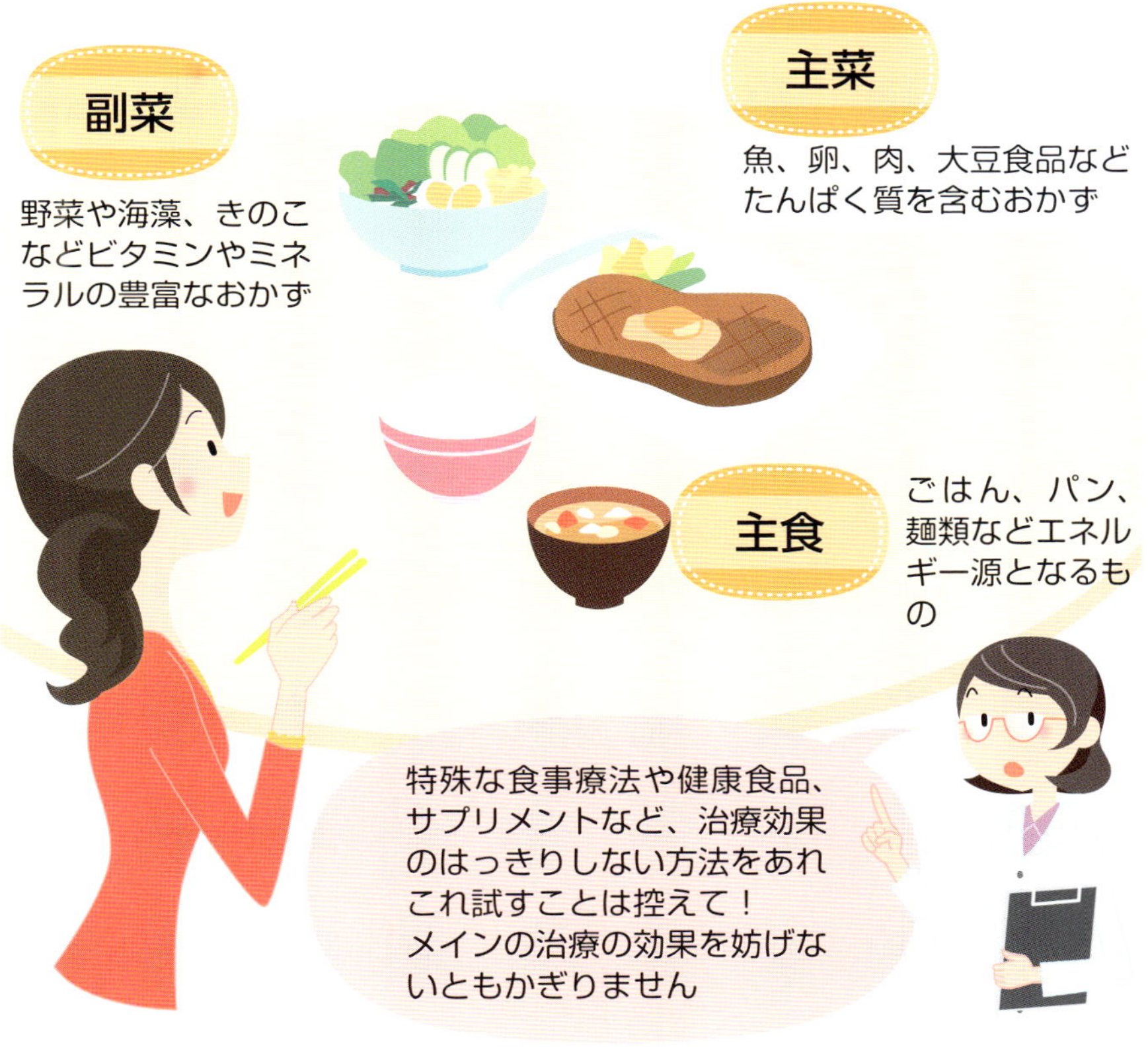
主菜
魚、卵、肉、大豆食品など たんぱく質を含むおかず
副菜
野菜や海藻、きのこなどビタミンやミネラルの豊富なおかず
主食
ごはん、パン、麺類などエネルギー源となるもの
特殊な食事療法や健康食品、サプリメントなど、治療効果のはっきりしない方法をあれこれ試すことは控えて！ メインの治療の効果を妨げないともかぎりません

治療の影響で調理がつらいとき

1. 家族に頼む。なんでも自分でしようと思わないことも大切
2. レトルトのおかゆやフリーズドライのスープなど加工品を利用
3. 食べもののにおいが気になるときは、においのでにくい電子レンジを活用したり、冷ましてから食べると、あまり気にならない
4. 気分の良いときにまとめて作って冷凍しておく

適度な運動でシェイプアップを

乳がんの治療がひと段落したあと、体力が徐々に回復してきたら、適度な運動を心がけていきましょう。仕事や家のことで手一杯という人もいるかもしれませんが、ふだんの生活のなかでは十分な運動量が確保できていないことも少なくありません。からだを動かす時間を意識的に確保するようにするとよいでしょう。

運動が必要な理由は、ひとつには体重コントロールに役立つからです。食事だけでなく体を動かすことで、肥満の予防・解消につながりやすくなります。また、肥満しているかどうかにかかわらず、適度な運動を続けることで、乳がんの再発リスクや死亡リスクを下げられる可能性があるという見逃せない報告もあります。さらに、乳がんと診断されたあと、適度な運動をおこなってきた女性は、身体面でも心理面でも、人とのかかわりといった社会面でも、よい状態を保ちやすいということが、いくつもの研究で明らかになっています。

運動と聞くと身がまえてしまう人もいるかもしれませんが、特別なプログラムが必要というわけではありません。週に2～3回、30分～1時間程度のウォーキングでも、ほとんど運動しない人とくらべると死亡リスクが大きく下がるという報告もあります。

激しい運動をすれば、より高い効果が得られるというわけでもありません。むしろ続けることのほうが大切です。無理なくできること、楽しんでできることを探して取り組んでいきましょう。

もともと体を動かすことが好きで、なにかスポーツを始めたい、再開したいという場合は、念のため主治医に相談してからにしましょう。制限なくできることもありますが、リンパ節郭清を受けた場合には、手術を受けた側の腕に重みや遠心力や強い負荷がかかるスポーツ（たとえば、ボウリングやバレーボールなど）は避けたほうが無難です。

体を動かすことのメリットは大きい

適度な運動は肥満の予防・解消に役立つだけでなく、乳がんの再発リスクや死亡リスクを下げられる可能性もある。生活の一部に取り入れよう

水泳

全身運動。水中歩行も運動効果は高い。乳がん患者さん用の水着もある

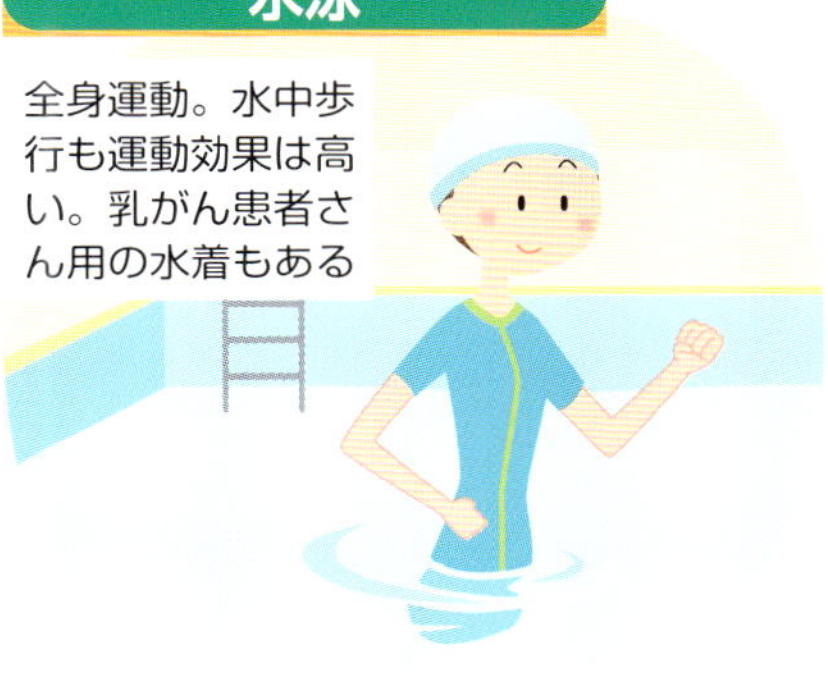

ウォーキング

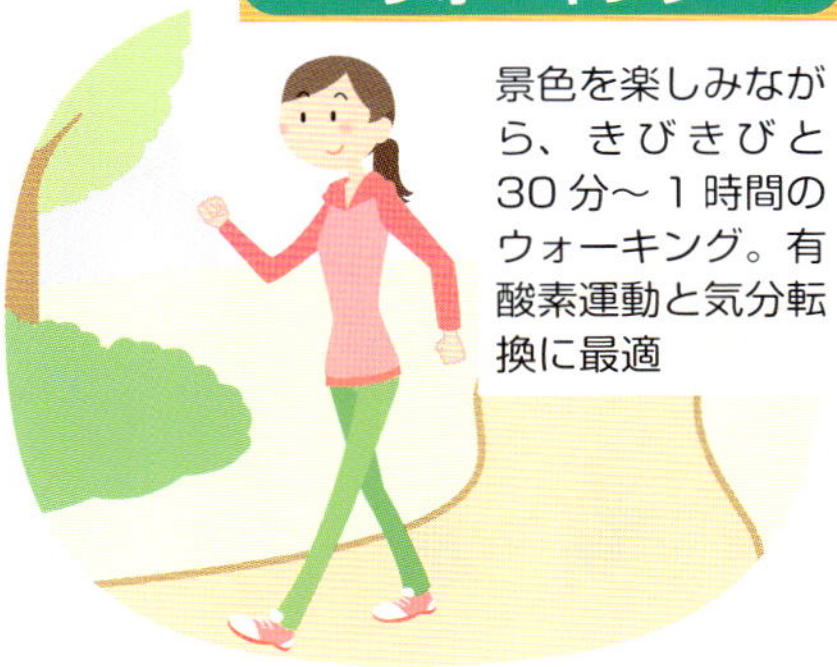

景色を楽しみながら、きびきびと30分～1時間のウォーキング。有酸素運動と気分転換に最適

ヨガ・ピラティスなど

主に体幹を鍛える。呼吸法も合わせておこなうことにより、精神的な落ち着きや開放感、リフレッシュ感も得られる

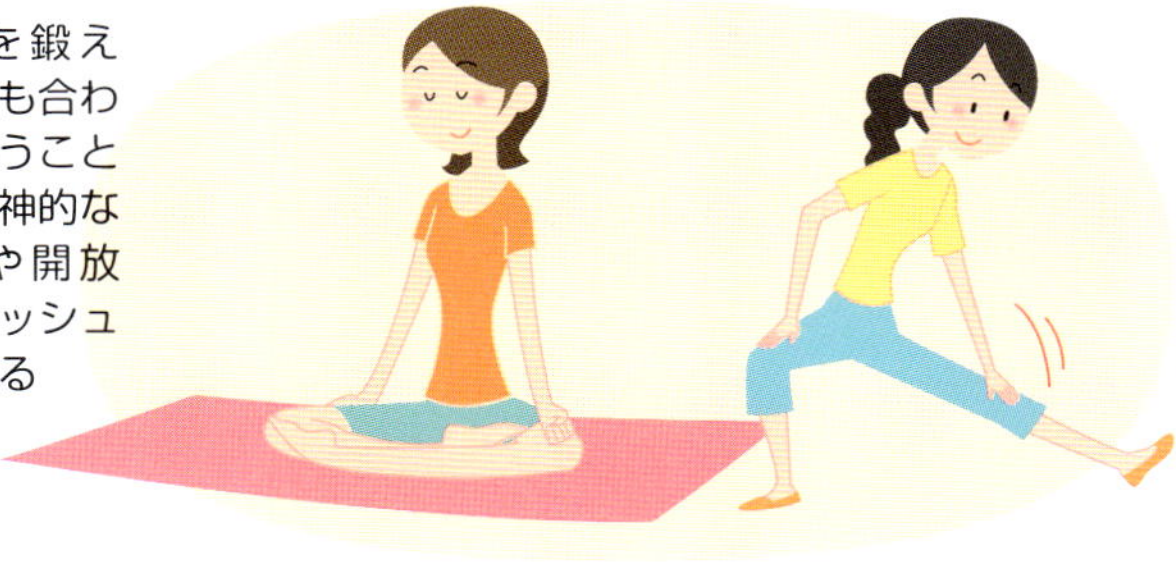

ストレッチ

運動の前後に体をほぐす。腕が動きにくいときは、無理をせず、徐々に伸ばす

注意が必要なスポーツ

リンパ節郭清を受けた場合は注意が必要。ボウリングは手術を受けた側の腕で投げないこと。バレーボールも腕にかかる負荷を考慮すると危険の大きいスポーツ。テニスは可能だが、合間によく腕を上げたり、マッサージする

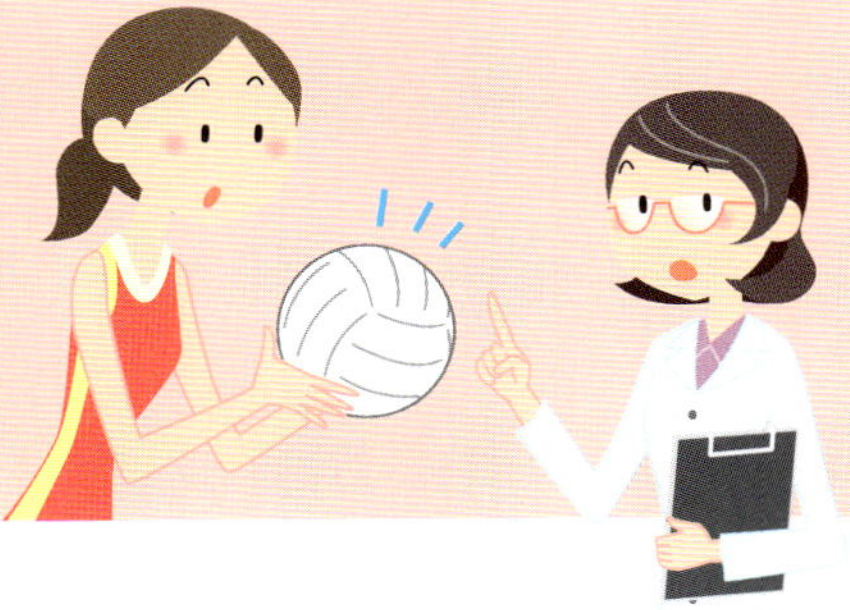

いつでも、おしゃれを楽しみたい！

髪の悩みを楽しみに変える！

抗がん剤を使った治療を受ける場合には、かなりの頻度で脱毛します。脱毛すると覚悟していても、実際に髪の毛が抜け始めると、精神的に大きなダメージを受ける患者さんが少なくありません。抗がん剤治療が始まる前にかつらの利用を検討しておくとよいでしょう。

髪の毛があるときと脱毛してからでは、頭部のサイズが変わりますが、サイズ調整機能がついたかつらや、髪の量に合わせてサイズ調整してもらえるメーカーなどもあります。脱毛前から生えそろうまでのヘアカット、ヘアケア、頭皮の保護などをトータルにサポートしてくれるお店もあります。

治療を受ける病院には、さまざまなメーカーのパンフレットなどが置いてあることが多いでしょう。サンプルの試着ができることもありますので、気に入ったものを選べばよいでしょう。

かつらは「医療用かつら」とうたっているものにこだわる必要はありません。また、必ずしもかつらを使わなくてはならないということもありません。

部屋で過ごしているときは、かつらよりやわらかな帽子やスカーフを利用したほうが楽だという人も多いでしょう。やわらかな素材でかぶりやすい、おしゃれな帽子も、たくさん出回っています。いくつか購入しておくとよいでしょう。手持ちのものを活用するのでも、もちろんかまいません。

抗がん剤の投与が終われば、徐々にではあれ、再び生えてきます。それまでの間、おしゃれをするアイテムが増えたというくらいの気持ちで、かつら選び、帽子選びを楽しんでみてください。

おしゃれを楽しむと治療にも前向きになれる

抗がん剤治療を続けている人の悩みの種になりやすいのが脱毛。しかし、かわいい帽子や、お気に入りのかつらを用意しておけば、療養中もおしゃれを楽しめる

かつら

頭の形や髪質に合わせてつくるオーダーメイド品は高価で製作時間も長め。比較的安価な既製品や、髪型などの調整が可能なセミオーダー品もある

	毛質	手入れ
人工毛(化繊)	見た目は分かりにくいが、手触りはやや人形の髪のよう 	形状記憶されたタイプのものが多く、シャンプー後も簡単にスタイルが再現できる
混合毛	混合の割合によるが、人毛に近い質感	スタイルの再現は、人毛よりは楽にできる 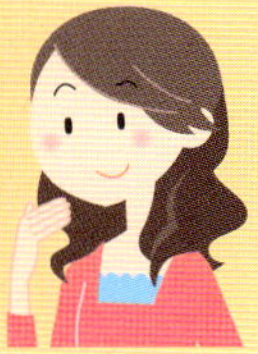
人毛	見た目、手触りがもっとも自然 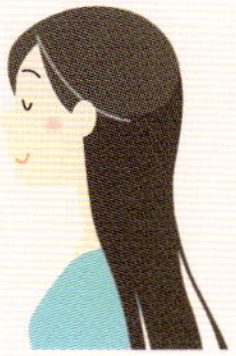	シャンプー後に髪型を再現するには、多少の慣れが必要 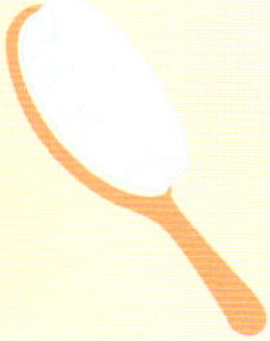

帽子

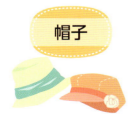

インターネット通販では、「医療用帽子」として、やわらかな素材の頭部全体を覆うキャップなどが多数市販されている。手持ちの帽子やスカーフ、バンダナなどを活用するのもよい。洗い替えにいくつか用意しておこう

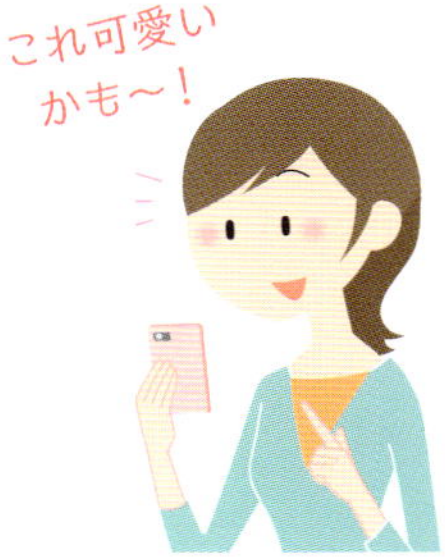

補整具・下着でカバーする

手術後は、傷口の回復に合わせた下着を使います。手術直後から1ヵ月間、あるいは放射線療法中は、ソフトな胸帯やゆったりとした前開きのブラジャーを選びます。放射線を照射した肌が敏感になっているため、下着の縫い目やワイヤーが当たると痛く感じます。手術した側には、ガーゼを当てるか小さな軽いパッドを当てると痛みがやわらぐでしょう。

傷口が回復してきたら、軽いパッドと乳がん専用ブラジャーの組み合わせを試してみましょう。サポート力、傷への当たり方なども注意してください。

傷がすっかり安定したら、ある程度重さのあるパッドと、乳がん専用ブラジャーに切り替えます。重みのあるパッドは、乳房を摘出した場合など、乳房の形が大きく変化した人のための補整具（ブレストフォーム）として販売されています。見た目を整えるほか、下着がずれて浮き上がるのを防いだり、適度な重みで体の重心を整え、姿勢を正す役割もあります。補整具の素材は、ウレタンやコットン、細かいビーズやジェルをやわらかな布で包んだもの、シリコンなどいろいろです。乳房全体にかわる大きめのもの、部分的に補正するものなどサイズや重さも豊富で、いくつかを組み合わせて使ったり、オーダーしたりすることも可能です。補整具や専用のブラジャーを販売するメーカーは多数ありますので、病院や患者会で情報を集めたり、インターネットで探したりしてみましょう。肌に直接貼って使うシリコン製の人工乳房や、水着用のインナーなどもありますが、いずれも皮膚にやさしいものを選びましょう。

乳房を温存した人は、手持ちのブラジャーが使えることもあります。小さなパッドを入れたほうが安定するため、パッドがしっかりおさまるフルカップのものがおすすめです。ワイヤー入りでもかまいませんが、傷あとが胸の下部にある場合は、徐々に慣らしていくほうがよいでしょう。

傷の状態、乳房の形に合わせた下着・補整具を選ぶ

手術後の下着は事前に用意しておこう。乳房再建をしない、するとしてもしばらく先という場合には、補整具や専用の下着を利用するとよい

手術直後〜1ヵ月程度（放射線療法中）

肌へのあたりがソフトなものを使う。パッドを入れるポケットつきの胸帯、ドレーン（132頁）が邪魔にならない片胸帯などがある

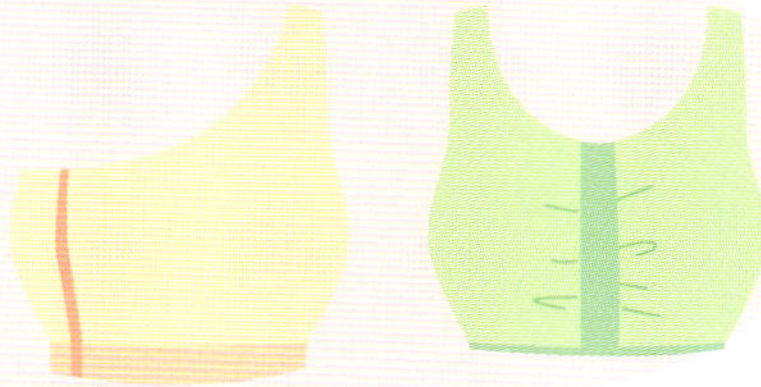

パッド+専用ブラジャー

傷口が安定したあとに使うパッドと乳がん専用ブラジャー。専門店で試着してみるとよい

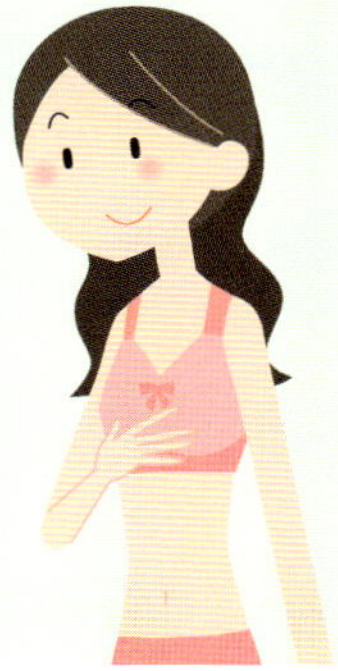

肩ひも

ある程度、幅があると安定しやすい

内ポケット

使いたいパッドとサイズが合うか確認

アンダーバスト

幅広でワイヤーが傷あとに触れないものがよい

パッド（補整具）もいろいろある

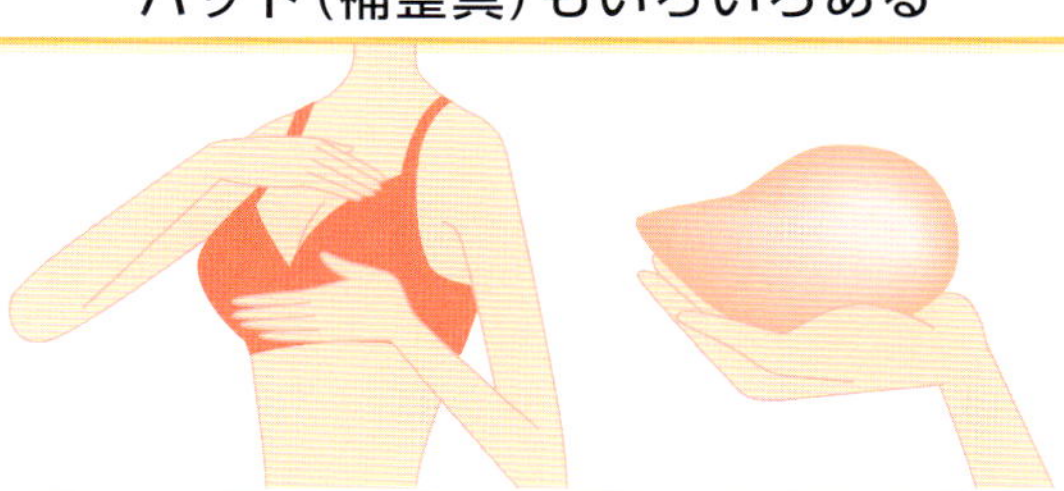

再発・転移とは？

初期治療のあとは再発のサインを知っておく

初期治療では、病巣を取り除いたうえで体内に残っているかもしれないがん細胞を死滅させるべくさまざまな治療をおこないます。それでも、初期治療をかいくぐって生き延びたがん細胞が成長したり、新たに発生することがあります。再発には転移と新たながんとの二種類があるのです。

血液やリンパ液にのって別の場所に運ばれたがん細胞が、薬物療法に耐え抜いて増殖したものが「転移再発」、「遠隔転移」です。乳がんが転移しやすいのは、背骨や骨盤などの骨、肺、肝臓、脳などです。

手術をした側の胸やリンパ節（わきの下や鎖骨の周辺など）にしこりができた場合も「転移再発」ですが、「局所再発」ともいいます。局所再発は、乳房切除後なら皮膚の赤いおできで見つかることがあります。温存術後の乳房や、手術した側とは反対の乳房での再発は、転移ではないことがほとんどです。

転移再発発見のための定期検診は勧められてはいません。転移再発の症状を知っておき、その症状があるときに、必要に応じて血液検査（腫瘍マーカー*など）や画像検査（CTやPET-CT、超音波の骨シンチグラフィ、MRIなど）で確認するのが基本です。症状は人によって異なります。骨に転移した場合にはその部位（多くは背骨、骨盤）の痛み、肺なら息切れやしつこい空咳、脳なら朝方の頭痛と吐き気や片方の手足の突然の麻痺などです。これらがおさまらない場合は受診が必要です。

頻繁に検査を希望する人がいますが、自覚症状がない時期の発見でも、症状が出てからの治療でも、今のところ統計上治療効果は変わらないとされています。

用語解説

腫瘍マーカー　体内にがんがあるかどうかを推測する指標となる物質（マーカー）。乳がんではCEA、CA15-3など。血液中に含まれる量を調べるが、これだけで再発の有無はチェックできない。ひとたび再発したときに治療効果判定の参考にする。

セルフチェックと各種検査で再発の有無を確認

乳がんの再発は術後２～３年から起きることが多いが、なかには15年後という場合も。残った乳房に新たながんが発生する可能性はいくつになってもあるが、これは乳がんを患った人に限ったことではない

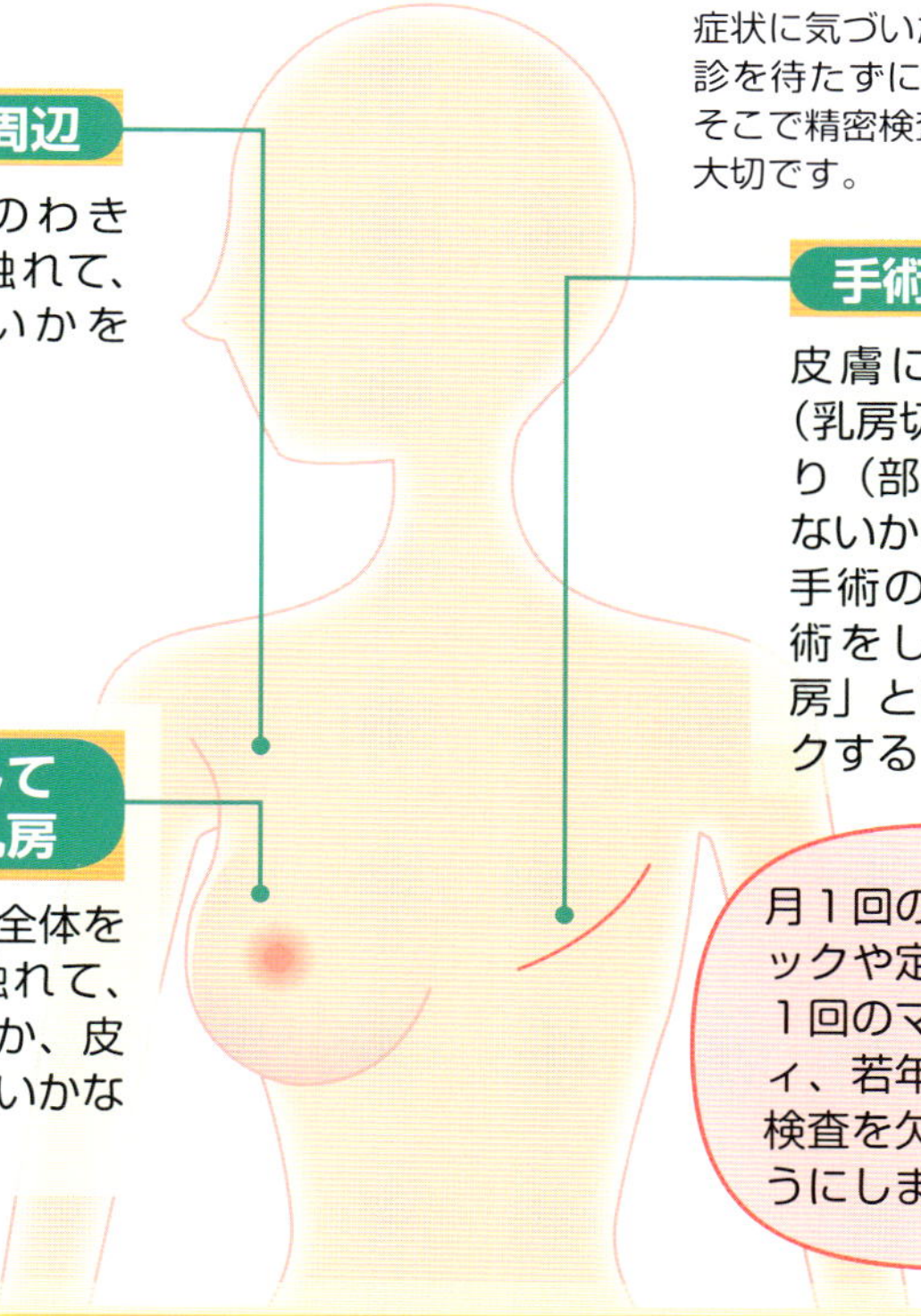

リンパ節周辺

鎖骨や両方のわきの下を指で触れて、しこりがないかを確認

手術をしていない乳房

月に一度乳房全体をていねいに触れて、しこりがないか、皮膚に異常はないかなどを調べる

症状に気づいたら、次の定期検診を待たずに主治医に連絡し、そこで精密検査を受けることが大切です。

手術した乳房

皮膚に赤いおでき（乳房切除後）、しこり（部分切除術）はないかを確認。温存手術の場合は、「手術をしていない乳房」と同様にチェックする

月１回のセルフチェックや定期検診、年１回のマンモグラフィ、若年者は超音波検査を欠かさないようにしましょう。

必要に応じておこなう詳しい検査の例

1. **血液検査（腫瘍マーカーなど）**
2. **骨シンチグラフィ（骨転移の有無を確認）／PET、PET-CT、CT（骨だけでなく内臓への転移の確認も可能）**
   放射性同位元素入りの薬剤を注射してから撮影する画像検査。がんのある部位には薬剤が集まり、ほかの部位とは違った色に映る
3. **胸部X線検査（肺転移の有無を確認）**
4. **肝臓エコー検査（肝臓への転移の有無を確認）**

再発・転移がわかったら治療の目的を設定すること

乳がんは、再発したとしても局所再発（144頁）だけであれば治療により完治を目指すことができます。しかし、転移再発した場合には、完治させることはなかなかむずかしいのが現状です。

遠隔転移のある再発に対する治療の目標は、がんが増大するのを阻止することですが、それには限界もあります。

転移再発の場合でも、多数の薬剤や治療法の選択肢があります。しかし、そうした治療に対してがんの方も必死で抵抗してきます。最初の何年かは治療が奏功したとしても、必ずそれが完治につながるということではなく、ごくわずかな人だけが完治できるというのが現状です。

治療の方針を決めていくにあたっては、治療の目標を生きる長さに設定するのか、日々の生活の質にするのか、むずかしい決断を迫られることもあるでしょう。

病気や治療のことを詳しく調べ、知識を身につけることももちろん大切ですが、自分がどう生きていきたいのか、なにを大切にしているのか、なにを成し遂げたいのかについて考えることはもっと大切です。治療の方針も、それによって立てていくことになります。

乳がんは世界的にも患者数が多く、研究も進んでいるため、分子標的治療薬をはじめ、新しい薬剤や治療法が次々と登場しています。再発後の治療が効いて、がんと共存しながら社会的に活躍している患者さんはたくさんいますし、転移・再発後の平均寿命はこの20年ほどで何年も伸びています。

現実にしっかりと目を向け、病気に向き合い、患者さん自身の生き方を、そして人生を全うする日まで長期的に考えていくことと同時に、医学の進歩に希望を託して、日々の生活を楽しむことが、治療によって得た命の輝かせ方だと考えます。

再発が告げられたときの心がまえ

決して「再発したらあとがない」のではなく「あとをどう生きるのか」が大事！　自分らしくその後を生きていくために、がんと共存しながらの生活を設計していく必要がある

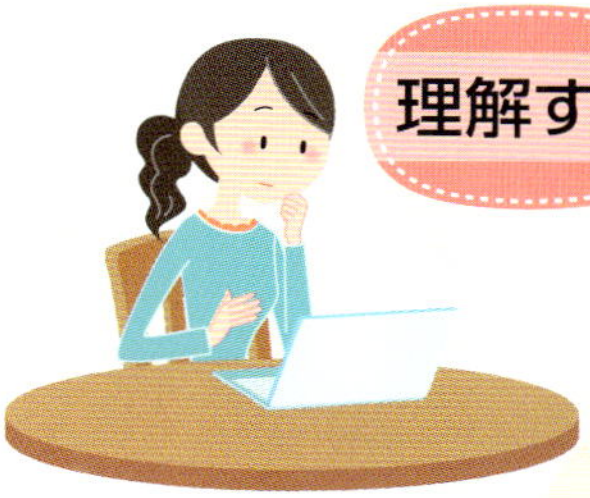

理解する

自らの病気を正しく理解

科学的な根拠に基づいた、正しい情報を手に入れることが重要

考える

今後の人生設計をする

なにより大事なのはがんと共存しながらも自分らしく生きるために、なにを目標にどういう生き方をするのか、仕事、生活の場、誰と一緒に過ごすか…人生を全うするための長期のプラン（ACP）を立てること※

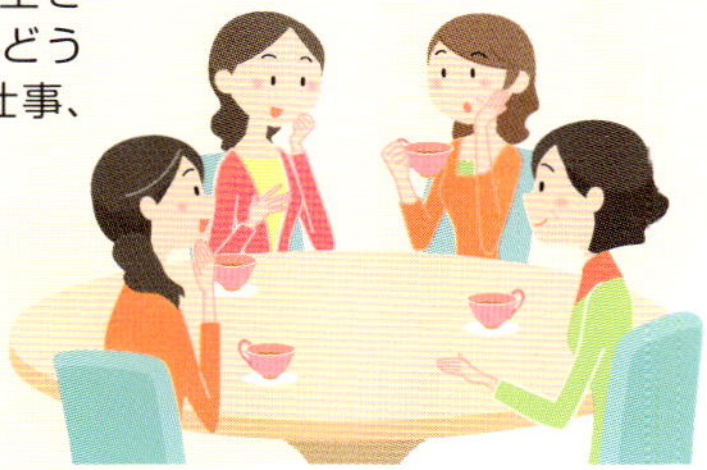

検討する

医師と治療方針を相談

必要と感じたらセカンドオピニオンも検討。日進月歩の医学を知り、治験やその他の臨床試験情報も入手

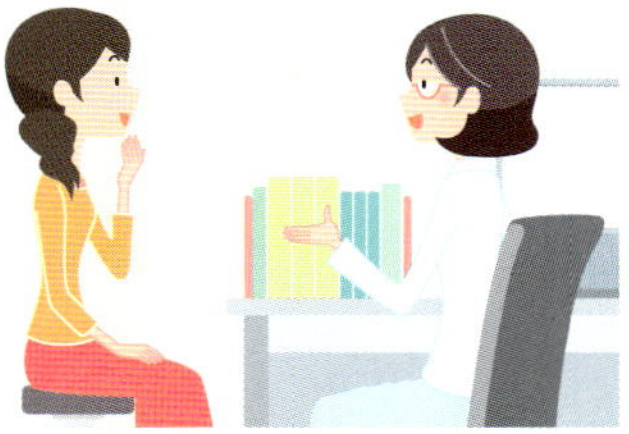

交流する

病気と向かい合う

現状（がんの相場）を知り、医学の進歩に希望を持ち、最新の情報、苦しみや悩みをともに分かち合う仲間と交流できる場もある

楽しむ

日々の生活を楽しむ

がんのことばかりを考えて過ごすのではなく、日々の生活を楽しむ

がんを治療するのは、生活を楽しむ時間を得るためだと考えるのがよいでしょう

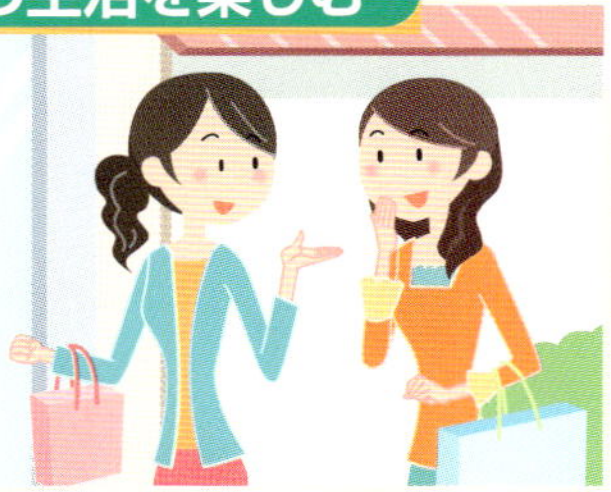

※ ACP：Advance Care Planning

遠隔転移を制御するなら薬物療法を中心に

再発治療の進め方は、転移の状態や、がんのタイプ、初期治療の内容などによって異なりますが、大きくは、局所再発のみの場合と、遠隔転移がある場合とで二つに分けられます。

局所再発のみの場合は、切除できる範囲ならがんのかたまりを手術で切除するのが基本です。そのうえで放射線療法をおこなう場合もありますし、さらに全身の薬物療法を検討することもあります。温存手術後の再発は乳房切除、乳房切除後の再発は薬物療法が中心となります。基本的には根治を目標に初期治療にならった治療をおこないます。

遠隔転移がある場合には、薬物療法でがんの進行を抑えます。最初に乳房に発生したがんが転移してできたがんは、どこにあっても乳がんです。たとえば肺に転移した場合には「乳がんの肺転移」であり、「肺がん」ではありません。あくまでも乳がんとしての治療をおこなっていきます。

ホルモン受容体陽性の場合はホルモン療法が第一選択となり、ＨＥＲ２陽性のタイプには、抗ＨＥＲ２薬と抗がん剤の併用を検討することになります。抗がん剤を使用するのは、ホルモン療法が効かない場合や、症状が急速に進んでいる場合です。初期治療より、薬剤の選択肢は豊富です。新しい薬が次々に開発されていますから、使用できる薬がなくなってしまうという心配はめったにありません。

転移した先によって、痛みや咳などの症状が続いたり、治療薬の副作用に悩まされたりすることもあります。これらの不快な症状をコントロールするのが緩和ケアです。緩和ケアは、治癒する見込みがない人が気休めに受けるものでは決してありません。

よりよい療養生活を送るために、心身の苦痛を減らす取り組みをためらう必要はありません。早くから、うまく取り入れることが、がんとの共存の秘訣です。

乳がんの転移再発病巣を制御するための治療の流れ

再発したのは局所だけか、離れた臓器への転移もあるかで治療の流れは変わってくる。心身の苦痛をやわらげる緩和ケアも積極的に取り入れよう

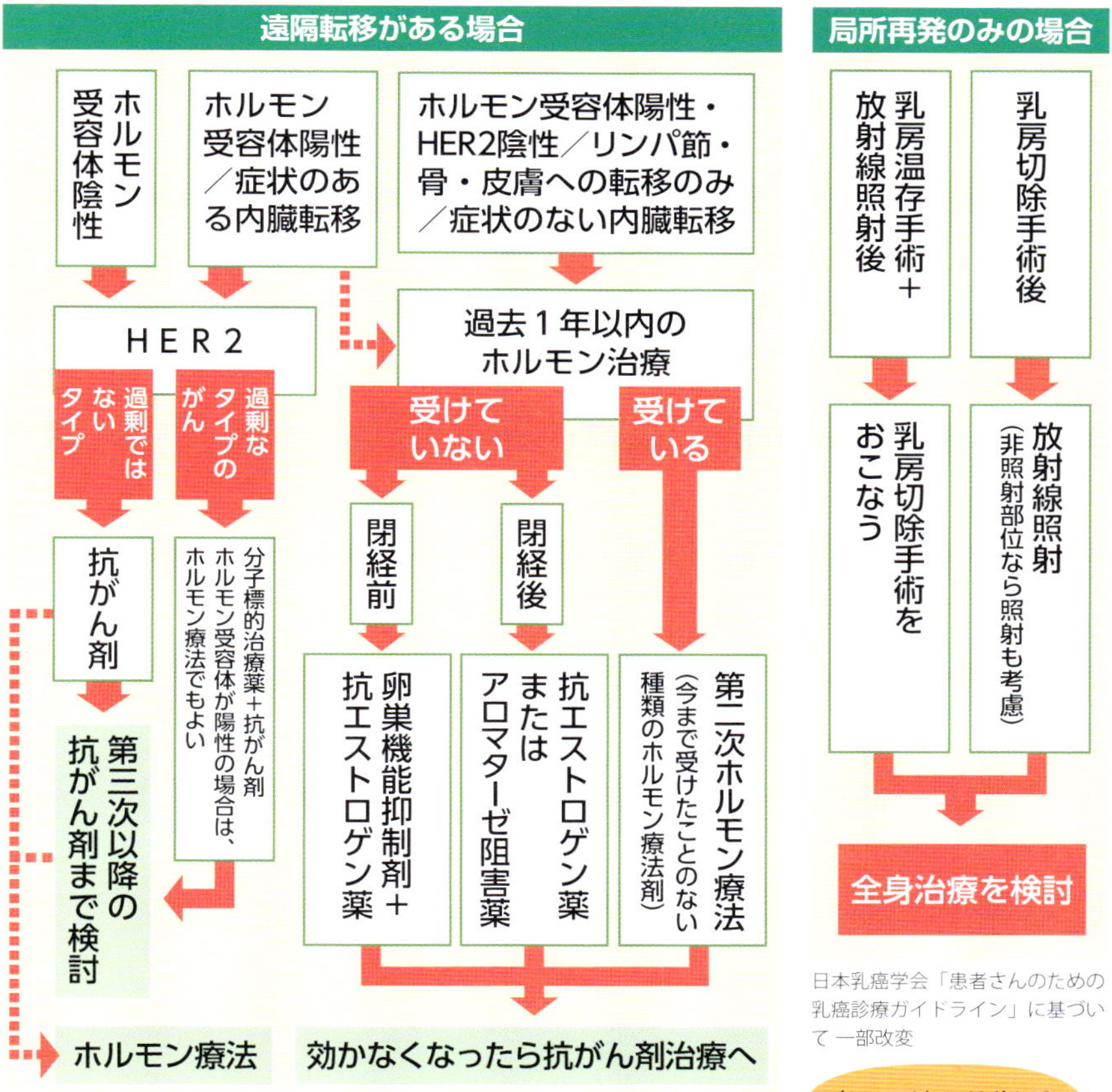

日本乳癌学会「患者さんのための乳癌診療ガイドライン」に基づいて一部改変

※ホルモン受容体が陽性の場合は▪▪▪▶の流れも選択可能

再発したときは……

- からだの状況や希望を考え合わせ、通常生活の質を保てる治療方針を組み立てることになる
- 新しい薬や治療法も次々と開発されている
- 痛みを取り除く緩和ケアを、医師や看護師、薬剤師と相談しながら上手に組み合わせていく

できるだけ長期間、連続して治療を
生活の質を保てるよう、よく話し合いましょう

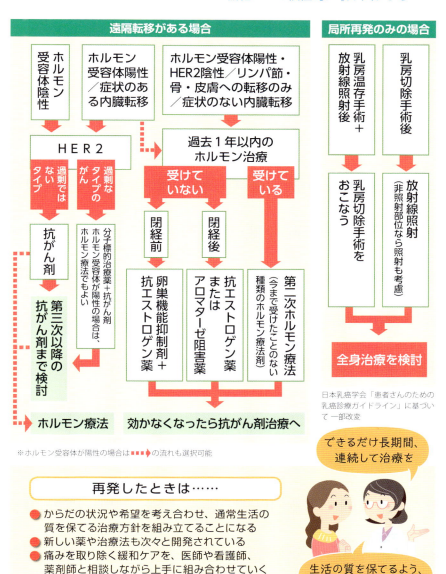

骨転移や脳転移の症状をやわらげる

乳がんがもっとも転移しやすいのは骨です。なかでも背骨や骨盤、大腿骨《だいたいこつ》などへの転移がよくみられます。

がんが転移すると、骨からカルシウムが溶け出してちょうど、骨粗しょう症のように骨がもろくなってしまいます。体重のかかるところでは、骨折を起こし、激しく痛むことがあります。そのため、骨転移があるとわかった場合には、通常の再発治療（薬物治療）に加え、骨を丈夫にする骨粗しょう症と共通の薬を使った治療（ビスホスホネート製剤、抗ランクル抗体）をおこないます。

骨折が生じ、痛みが強い場合には、放射線療法によって痛みの緩和をはかることもあります。外照射といって外から放射線をかける方法が主ですが、時にはストロンチウムという薬剤で内部から治療する方法を用いる場合があります。

脳転移の治療は、病巣の数や位置、ほかの臓器への転移の有無、全身の状態などによって違ってきます。条件がそろっていれば、手術で病巣を切除することもありますが、多くは放射線療法が選択されます。病巣の数が少なければ範囲を絞って放射線をかける定位放射線照射、多ければ脳全体にかける全脳照射をおこなうことになるでしょう。

脳転移に対しては、抗がん剤の効果はあまり期待できないといわれてきました。脳に流れ込む血管には余計なものを脳内に入れないための関門があります。ほとんどの抗がん剤はこの関門を通り抜けることができないため、脳の組織まで行きつかないと考えられてきたからです。しかし、転移で関門が破壊されれば薬剤が通過するという説もあり、これを裏づける事例の報告があります。

なお、痛みをがまんしてもよいことはありません。骨や脳にかぎらず、痛みが強い場合には、痛みをとるための薬を積極的に使っていきます。

転移の症状（骨転移、脳転移）への対応法

骨や脳は、乳がんの遠隔転移がとくに症状を伴いやすい部位。
抗がん剤を使うだけでなく、それぞれ症状をやわらげる方法はある

脳転移

頭痛、おう吐などのほか、病巣の位置によってはしびれや運動障害が現れることも。放射線療法や手術で対応することが多い。症状改善の目的でステロイド薬や利尿剤などを併用することが多い

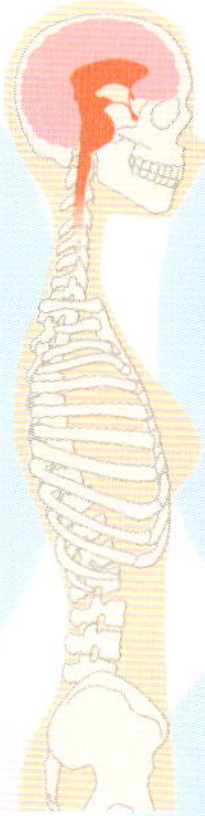

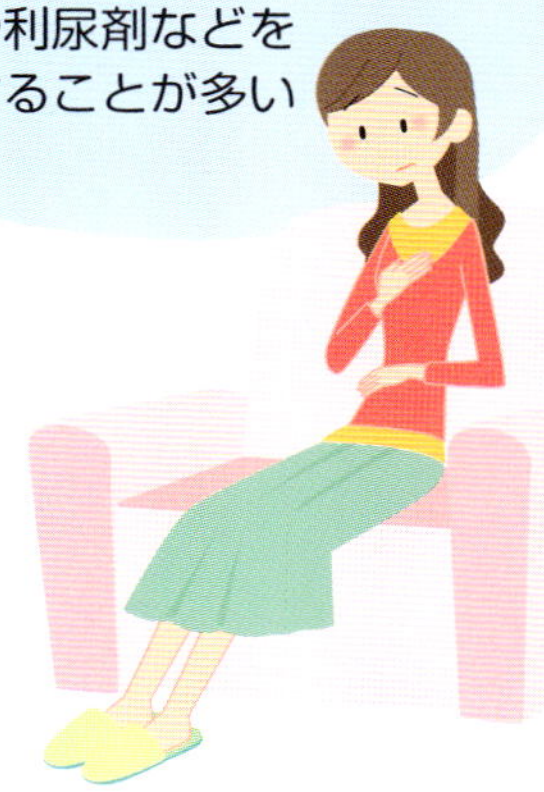

骨転移

腰や背中、股関節や太もも、腕などの痛みが長く続く場合には医師に相談。骨転移があれば薬物療法が中心となるが、場合により、放射線療法などで対処する

その他

遠隔転移の治療で抗がん剤を用いる場合には、副作用が最小限になるよう生活の質を重視しながらおこなっていくことが多い。それでも副作用が強い場合には、抗がん剤の減量や中止も検討する

WHO方式　がん疼痛治療法

消炎鎮痛薬のほか、オピオイド（医療用麻薬）を使うことも。きちんと食べ、十分に睡眠がとれれば、生活の快適度は大きくアップする。オピオイドは医師の指示のもと、痛みに応じて減らしたりやめていくこともできる（禁断症状があるため、自己判断は禁物）。

Ⅰ
軽度の痛み

Ⅱ
軽度から中程度の痛み
少ない量の医療用麻薬
（オキシコドン 5mg）

Ⅲ
中程度から高度の痛み
痛みの強さに合わせて使う量を調節できる医療用麻薬
（モルヒネ、フェンタニル、オキシコドン、タペンタドール）

NSAIDs（消炎鎮痛薬）またはアセトアミノフェン

必要に応じて鎮痛補助薬
（抗てんかん薬、抗うつ薬、局所麻酔薬、NMDA受容体拮抗薬、ステロイドなど）

大切な心のケア

不安、悲しみはためこまない

がんの告知を受けたときも、治療が始まってからも、自分が置かれている状況を素直に受け入れるのは簡単なことではありません。過去の自分を責めて落ち込んだり、悲しみや不安でいっぱいになったりと、さまざまな心理的葛藤が伴いがちです。手術後、乳房のない胸、あるいは変形した乳房に大きなショックを受ける患者さんも少なくありません。

周囲を心配させまいと、わざと明るくふるまう患者さんも少なくありませんが、乳がんがもたらす事実を前に、十分に悲しむことは、次のステップに進むための第一歩です。悲しさや悔しさを吐き出し、葛藤しつくしたら、きっと心が上向きになります。

聞き手役は、励まそうとするより、共感をもって受け止めてください。つらさを吐き出しても、「落ち込んでもしかたない」「早くよくなるといいね」など励まされると、患者さんの心の負担はかえって増してしまうこともあります。病状を正しく理解したうえで、患者さんの気持ちを「悲しいね」「そうだね」と、受け止めてくれる存在が、患者さんにとっては大きな心の支えになるでしょう。

患者さん本人が、家族や友人には頼れないと思っているとき、あるいは、ご家族が患者さんの気持ちをうまく受け止められないと悩んでいるときには、看護師をはじめとする医療スタッフの助けを借りるのも一法です。なかでもがん専門看護師*やブレストケアナース（乳がん看護認定看護師**）には、専門的な知識や技術、経験をもって、患者さんやその家族を心身両面からサポートする役割が期待できます。２６０名余り（２０１６年現在）のブレストケアナースが、全国の医療機関で活躍しています。

用語解説

専門看護師　大学院教育を受け、研究・教育にも精通した、より上級の資格を持つ看護師。

認定看護師　日本看護協会が定める「認定看護師認定審査」に合格した看護師。特定の看護分野において、熟練した看護技術と知識をもつと認められている。

悲しみにふたをせず、向き合おう

無理に明るくふるまう必要はない。悲しいときには、十分に悲しむこと、その気持ちをだれかに受け止めてもらうことが、前に進む力になる

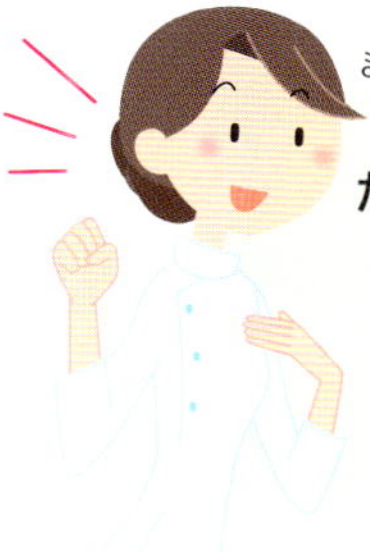
まかせて！

がん専門看護師やブレストケアナースは、こんな悩みにも応えてくれます

治療や副作用の悩み

専門的なケアを患者さん一人ひとりに合わせて計画的に実施

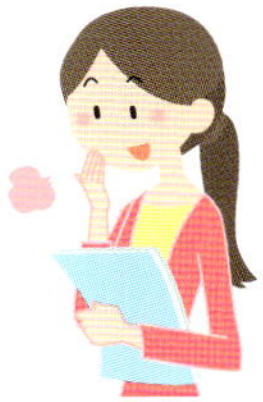

家族からの相談

患者さん本人だけではなく家族からの相談にも対応

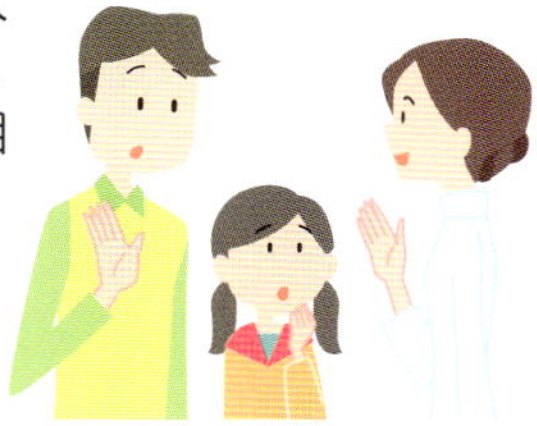

心理的、社会的悩みの相談

患者さんをとりまく環境の変化に対応できるようなアドバイスをする

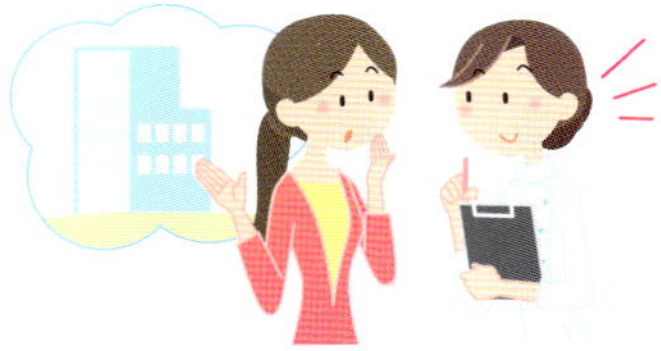

治療中のセルフケア

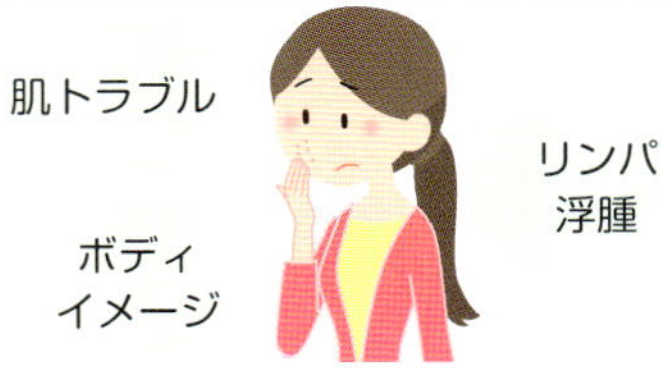
肌トラブル
リンパ浮腫
ボディイメージ

リンパ浮腫の予防や症状緩和

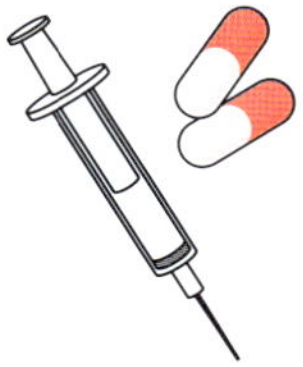

患者さんにあった知識や技術を提供

がん専門看護師やブレストケアナースは、乳がんの治療について最新の情報をもっている。手術や治療方針などでわからないこと、不安なことがあったら、一人で抱え込まずに、ブレストケアナースに相談するとよい

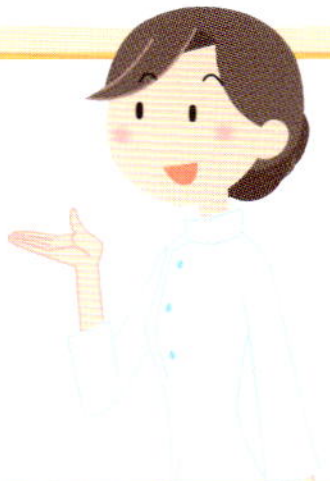

だれに、どこまで、どう話すか

自分の病気のことを、だれにどこまで話すかは、悩ましいところです。周囲に打ち明けた結果、「死に至る病気」と決めつけられたり、腫れものにさわるような扱いを受けたりして、ストレスとなることはよくあります。とはいえ、隠そうとすると、かえって憶測を呼んでしまうこともあります。直接接する最小限の人を選んで、治療期間中の対応などを相談しておきましょう。職場では、産業医や保健師、人事担当者が相談窓口です。

高齢の親に、自分の病気について知らせることにためらいを覚える患者さんもいるでしょう。親の状況にもよりますが、激しい動揺を受けると思われる場合には、ある程度、治療の見通しがついてから伝えるほうがよい場合もあります。

子どもには、その子の理解力に合った伝え方をしましょう。隠そうとすると、かえって不安をかき立ててしまいがち。患者さん本人と同様に、子どももまた、病気について理解することが不安を和らげることにつながります。避けたいのは、「○○ちゃんがいい子にしていたら、お母さんの病気は治る」などの言い回しです。子どもが自分を責めてしまうことがあるからです。低年齢の子には、親子で読める*乳がんの絵本などを利用するのもよいでしょう。

パートナーとの関係はより複雑です。金銭的な負担や家事や子育ての負担をかけてしまっていることと、乳房を失ったことに「申し訳ない」という思いをもつ半面、「言わなくてもわかって！」という期待もあるでしょう。相手の自発的な行動を待っていても、イライラが募るだけかもしれません。患者さんの側から「一緒に先生の話を聞いてほしい」「情報を集めてほしい」などと、具体的に要望を伝えてみましょう。相手が応えてくれたら、「○○してくれてありがとう」などと、感謝の気持ちを伝えることも忘れずに。よりよい関係を築いていきましょう。

用語解説 乳がんの絵本　作：乳がんの親とその子どものためのプロジェクト／絵：黒井健『おかあさん、だいじょうぶ？』（小学館）などがある。

身近な人への伝え方のヒント

パートナー、老親、子ども、職場の人、友人など、自分との距離の近さによって話しておきたい内容は異なるのが当然。相手の理解力、受け止める力なども考慮する

パートナー

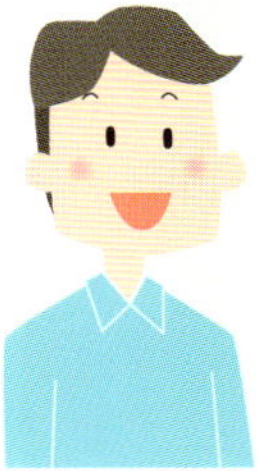

「サポートが必要」と患者さんから率直に伝える。医師からの病状説明をともに受ければ、治療に伴う心身の変化・負担について、お互いに理解しやすい

職場の人

職場により、産業医、保健師、あるいは人事担当者などで信頼できる人を選び、治療期間中のスケジュールや、必要に応じて治療中・治療後の仕事内容の見直しを相談しておく

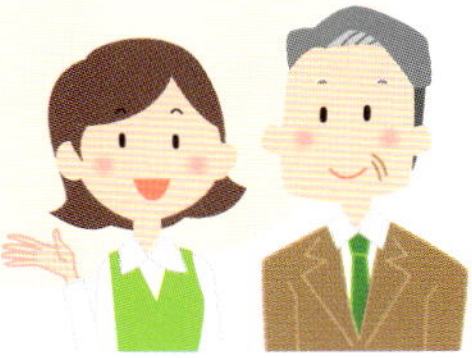

子ども

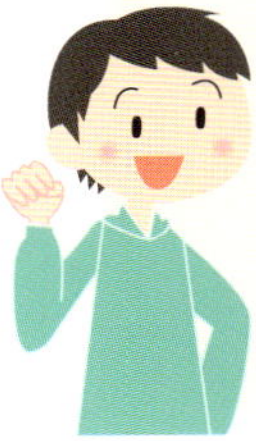

低年齢だからと隠さないほうがよい。子どもの理解力に合わせ、どんな病気なのか、どんな治療を受けているのか話しておく。小児専門の臨床心理士らが説明してくれる病院もある

友人

楽観的すぎる励ましや悲観的すぎる反応に患者さん自身が傷つくこともある。「病気のつらさ・不安は似た体験をもつ人だけに話す」といった割り切りも必要

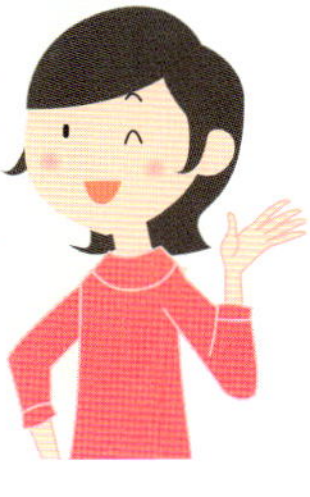

親

親側の状況にもよる。サポートが期待できるなら「お願いしたいこと」を含めて率直に話す。親自身の状態が悪ければ、無理に話さなくてもよい

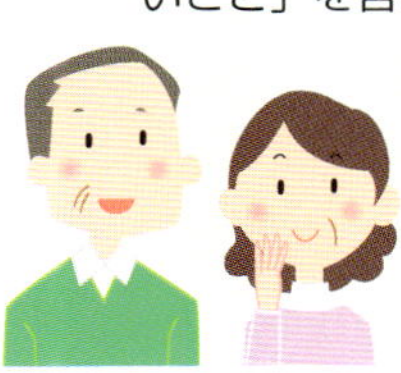

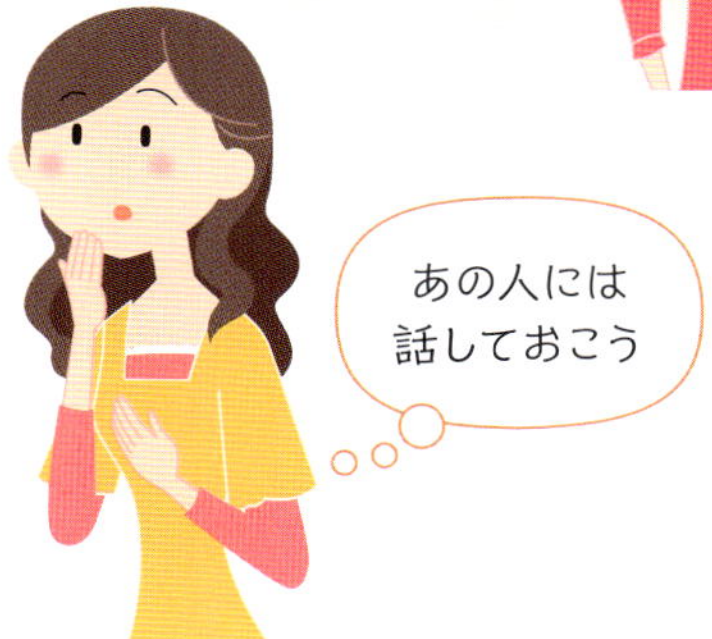

臨床試験への参加を勧められたら

乳がんの治療中、主治医から臨床試験への参加を勧められることがあるかもしれません。

臨床試験は、新しい薬の効果や副作用を調べたり、すでに実用化されている薬を組み合わせ、より効果的な治療法を開発したりするためにおこなわれているものです。市販前の新薬のデータを集めて厚生労働省に発売の許可を申請するための臨床試験は、「治験」ともいわれます。

臨床試験の利点のひとつは、今までのものより効果が高いかもしれない治療薬、治療法をいち早く受けられ、また未来の自分や後輩患者さんのために貢献できるということです。臨床試験によっては、薬剤や検査の費用が無料になる場合もあります。一方で、予期せぬ副作用が出る可能性もあります。

試験の内容や目的、方法、利益とリスクについて十分な説明を受け、納得できたら、参加してみましょう。標準的な治療で思うような治療効果が得られない場合には、有力な選択肢のひとつになるでしょう。

なお、現在実施している臨床試験については、下記のサイトで検索が可能です。主治医に「説明を受けてみたい」と伝えてみましょう。

● **がん情報サービス「がんの臨床試験を探す」**
http://ganjoho.jp/public/dia_tre/clinical_trial/search/search1-1.html

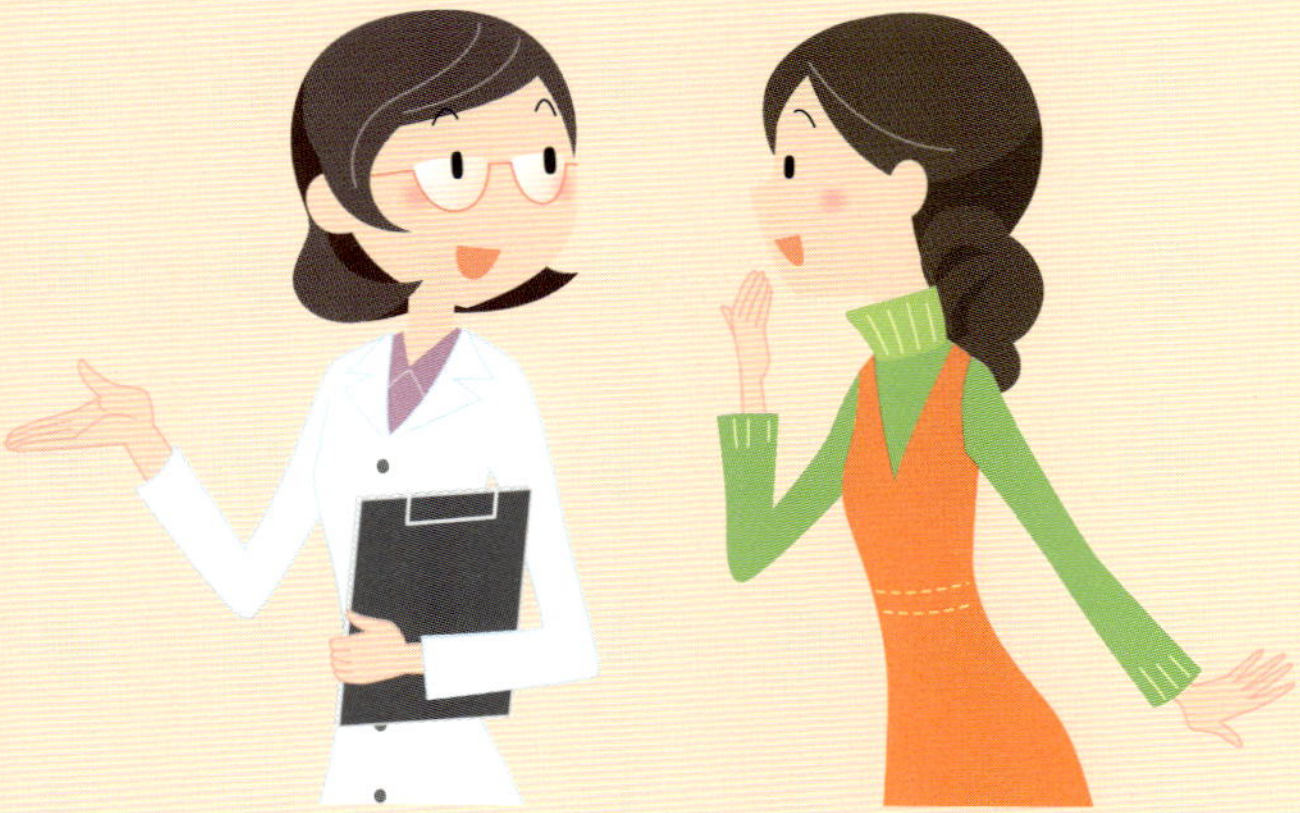

参考文献

- 『スーパー図解　乳がん』
  齊藤光江　監修　（法研）
- 患者さんのための乳癌診療ガイドライン（一般社団法人日本乳癌学会）
  http://jbcs.gr.jp/guidline/p2016/guidline/
- NCCN腫瘍学臨床診療ガイドライン　乳癌　2015年第3版
  （National Comprehensive Cancer Network）
  https://www.tri-kobe.org/nccn/guideline/breast/japanese/breast.pdf
- がん情報サービス　ホームページ
  （国立がん研究センターがん対策情報センター）
  http://ganjoho.jp/public/index.html

索引

■監修
齊藤光江（さいとう　みつえ）
1984年千葉大学医学部卒後、東大分院外科入局。1990～1992年米国MDアンダーソンがんセンター細胞生物学教室に留学。帰国後、東大外科助手、医学博士の学位取得。1995～2002年癌研病院乳腺外科医員。2002～2006年東大医学部大学院外科講師。2006年より順天堂大学医学部乳腺・内分泌外科診療科長。2012年より主任教授、乳腺センター長。2013年中央大学大学院にてMBA取得。乳癌学会専門医、2009年より国際がん支持療法学会(MASCC)制吐剤ガイドライン作成委員。2016年より日本がん支持療法学会(JASCC)理事。2003年若年者乳がんの会ひろば創始。

ウルトラ図解　乳がん

平成29年3月13日　第1刷発行
平成30年9月5日　第2刷発行

監修者　齊藤光江
発行者　東島俊一
発行所　株式会社 法研
〒104-8104　東京都中央区銀座1-10-1
販売03(3562)7671／編集03(3562)7674
http://www.sociohealth.co.jp

印刷・製本　研友社印刷株式会社

0102

ISBN 978-4-86513-282-3 C0377　定価はカバーに表示してあります。